Soins Infirmiers

en Médecine Aiguë

Le Guide complet

ALEXANDRE CAREWELL

Table des matières

« *Le service de Médecine Aiguë est spécialisé dans la prise en charge rapide des patients souffrant d'affections soudaines ou d'exacerbations d'affections chroniques, nécessitant une intervention médicale immédiate.* »

Chapitre 1.
INTRODUCTION À LA MÉDECINE AIGUË

Définition et portée de la médecine aiguë

La médecine aiguë, souvent évoquée avec une certaine gravité dans les couloirs hospitaliers, demeure au cœur de l'art médical. Elle s'intéresse aux maladies soudaines, aux pathologies abruptes, et aux dérèglements physiologiques qui nécessitent une intervention rapide et ciblée. Lorsqu'un patient arrive à l'hôpital avec des symptômes alarmants, qu'il s'agisse d'une douleur thoracique soudaine, d'une difficulté respiratoire ou d'une perte de conscience, il pénètre dans le monde de la médecine aiguë.

Mais qu'est-ce que cela signifie réellement? Pour le dire simplement, la médecine aiguë est cette branche médicale dédiée à l'évaluation et au traitement immédiat des affections graves et urgentes. Elle ne s'arrête pas à une spécialité, mais englobe une multitude de disciplines, du traumatisme à l'infectiologie, en passant par la cardiologie et bien d'autres. Elle exige des professionnels de santé non seulement une connaissance approfondie des maladies, mais également une capacité à prendre des décisions éclairées dans des moments où chaque seconde compte.

La portée de la médecine aiguë dépasse la simple intervention médicale. Elle englobe aussi les dimensions humaines, organisationnelles, et même éthiques de la prise en charge. Prenons, par exemple, un patient qui est admis avec une détresse respiratoire : son traitement ne se limite pas à la stabilisation de sa respiration. Il inclut également la gestion de sa douleur, de son anxiété, la communication avec sa famille, la coordination avec d'autres spécialistes, et parfois, la prise de décisions délicates concernant la qualité de vie et les soins de fin de vie.

Dans le contexte hospitalier, la médecine aiguë est souvent synonyme d'une effervescence palpable. Les équipes se déplacent rapidement, les moniteurs sonnent, et les professionnels de santé sont constamment en alerte, prêts à agir. Mais cette urgence n'exclut pas la nécessité d'une écoute attentive, d'une communication claire, et d'un soin respectueux et compatissant.

La médecine aiguë est une danse délicate entre l'urgence et la patience, entre la science et l'humanité. Elle est le reflet d'une société qui avance rapidement, où les attentes en matière de soins sont élevées et où la technologie médicale est en constante évolution. Mais, au cœur de tout cela, demeure l'essence même de la médecine : l'engagement indéfectible à soigner, à guérir et, lorsque cela n'est pas possible, à apporter réconfort et dignité.

L'importance de l'infirmier
dans la prise en charge aiguë

Lorsqu'on évoque les couloirs animés d'un service d'urgence ou les sonneries incessantes d'un service de soins intensifs, l'image qui vient immédiatement à l'esprit est celle d'infirmiers s'affairant autour des lits, connectant des patients à des moniteurs, administrant des médicaments et offrant des mots apaisants à des familles inquiètes. Au cœur de la médecine aiguë, l'infirmier joue un rôle pivot, souvent sous-estimé, mais absolument essentiel.

Les infirmiers sont les véritables sentinelles de la médecine aiguë. Ils sont les premiers à remarquer les changements subtils dans l'état d'un patient, à intervenir lorsque la situation se détériore et à coordonner les soins entre différents professionnels de santé. Leur formation approfondie leur permet d'évaluer les situations cliniques avec précision, d'initier des interventions vitales et de fournir des soins complexes en toute sécurité.

Mais l'importance de l'infirmier ne s'arrête pas à ces compétences techniques. Leur rôle est aussi intrinsèquement lié à la dimension humaine des soins. Dans un univers médical où tout semble s'accélérer, l'infirmier prend le temps d'écouter, de rassurer, et d'éduquer. Il est souvent le visage rassurant qui apaise les inquiétudes, le confident qui entend les craintes non exprimées et le guide qui éclaire les décisions souvent complexes des patients et de leurs familles.

Les infirmiers sont aussi des facilitateurs. Dans le labyrinthe des soins médicaux aigus, ils font le lien entre les médecins, les thérapeutes, les travailleurs sociaux et d'autres membres de l'équipe. Ils coordonnent les soins, s'assurent que les interventions sont effectuées en temps opportun et veillent à ce que le plan de soins soit compréhensible et centré sur le patient.

C'est également l'infirmier qui, jour après jour, nuit après nuit, veille au chevet du patient, surveille les signes vitaux, ajuste les traitements et apporte un soutien émotionnel inestimable. Dans les moments de crise, il est le calme au milieu de la tempête, équilibrant habilement l'urgence de la situation avec une approche centrée sur le patient.

L'impact de l'infirmier sur les résultats des patients en médecine aiguë est indéniable. Des études ont montré que la qualité des soins infirmiers est directement liée à la réduction de la mortalité, des complications et des réadmissions. Ainsi, au-delà de leur rôle visible, ils jouent un rôle fondamental dans l'optimisation de la santé et du bien-être des patients.

Dans le monde complexe et exigeant de la médecine aiguë, l'infirmier est une ancre, une force motrice et un phare. Leur importance transcende les soins médicaux et touche à l'essence même de ce que signifie guérir, soutenir et se soucier véritablement.

La transition de l'étudiant à l'infirmier professionnel en médecine aiguë

La transition de la salle de classe à la réalité clinique est l'un des sauts les plus profonds et les plus significatifs qu'un infirmier puisse faire. Là où les études se concentrent sur la théorie, les compétences techniques et les scénarios simulés, le monde réel de la médecine aiguë offre une immersion intense dans un univers où les décisions ont des conséquences immédiates et tangibles.

Le passage de l'étudiant à l'infirmier professionnel en médecine aiguë est semblable à une métamorphose. Le novice, armé de connaissances mais encore hésitant, évolue pour devenir un professionnel confiant, capable de prendre des décisions éclairées dans des situations souvent stressantes.

L'océan des réalités cliniques
Dès les premiers pas dans un service de médecine aiguë, le jeune infirmier est confronté à un tourbillon d'activités. Les patients requièrent des soins immédiats, les moniteurs sonnent, et l'urgence est palpable. Là où les manuels offraient des cas clairs et structurés, la réalité présente des patients aux symptômes complexes, des histoires entremêlées de comorbidités, de médicaments et d'émotions.

Construire la confiance et la compétence
Les premières interventions de l'infirmier fraîchement diplômé sont souvent marquées par une double

vérification, une hésitation à poser des questions, et une dépendance envers les collègues plus expérimentés. Cependant, à mesure que les jours passent, la pratique répétée et l'expérience accumulée forgent sa compétence et sa confiance. Les gestes deviennent plus assurés, la capacité à prioriser s'affine, et le discernement clinique s'approfondit.

L'importance du mentorat

La guidance des infirmiers seniors est cruciale dans ce processus de transition. Ils servent de modèles, offrent des conseils pratiques, partagent leurs expériences et, surtout, encouragent le nouvel infirmier à réfléchir de manière critique. Le mentorat informel ou structuré peut grandement influencer la courbe d'apprentissage du débutant.

La croissance émotionnelle

Outre les compétences cliniques, la transition englobe également une transformation émotionnelle. Face à la souffrance, à la mort ou aux dilemmes éthiques, le jeune infirmier apprend à naviguer dans ses propres émotions, à trouver un équilibre entre empathie et professionnalisme, et à gérer le stress et la fatigue.

L'intégration dans l'équipe

Un autre aspect essentiel est l'intégration au sein de l'équipe pluridisciplinaire. Apprendre à communiquer efficacement avec les médecins, les thérapeutes, les aides-soignants et d'autres membres de l'équipe est crucial pour une prise en charge patient optimale.

Cette transition est un voyage d'apprentissage, de découverte et de croissance personnelle et professionnelle. Si elle est sans aucun doute jalonnée de défis, elle est aussi empreinte de réalisations qui renforcent la passion pour le métier et l'engagement envers le bien-être des patients. Et, au bout de ce voyage, se trouve un infirmier épanoui, compétent et prêt à affronter les défis variés de la médecine aiguë avec assurance et compassion.

Chapitre 2.
L'ENVIRONNEMENT DE TRAVAIL

Les services d'urgence : première ligne de la médecine aiguë

Les services d'urgence sont souvent comparés aux portes d'entrée du monde médical. Ils sont le premier point de contact pour de nombreux patients confrontés à des situations de crise, qu'il s'agisse d'un accident, d'une douleur soudaine ou d'une complication médicale. Au-delà de la simple métaphore, ces services jouent un rôle central dans le domaine de la médecine aiguë.

La multiplicité des cas
L'urgence est un lieu d'une diversité clinique impressionnante. En l'espace d'une heure, un infirmier peut être confronté à un enfant avec une fracture, un adulte ayant fait un malaise, et une personne âgée avec une insuffisance cardiaque. Cette diversité exige une adaptabilité, une large base de connaissances et une capacité à prioriser rapidement.

L'art de la triage
Dès l'arrivée d'un patient, l'évaluation initiale, ou le triage, est essentielle. Les infirmiers de triage sont formés pour évaluer rapidement la gravité des symptômes, identifier les cas nécessitant une intervention immédiate et orienter les patients vers les soins appropriés. Ce processus garantit que ceux qui sont en danger immédiat reçoivent l'attention en premier, même lorsque le service est surchargé.

La coordination des soins
Les services d'urgence ne sont pas isolés. Ils interagissent constamment avec d'autres départements – radiologie, laboratoire, chirurgie, etc. L'infirmier joue souvent le rôle de

coordonnateur, veillant à ce que les examens nécessaires soient réalisés rapidement et que les spécialistes appropriés soient consultés en temps voulu.

Gérer la pression

Les situations d'urgence sont intrinsèquement stressantes. Les infirmiers et les médecins doivent souvent prendre des décisions vitales en quelques minutes, tout en gérant leurs propres émotions et celles des patients et des familles. Cette pression requiert une formation solide, une bonne résilience émotionnelle et un soutien d'équipe constant.

La communication dans le chaos

Au milieu de l'agitation, la communication claire et concise est essentielle. Qu'il s'agisse d'informer un médecin d'un changement d'état, de rassurer un patient anxieux ou de coordonner avec une autre équipe, la capacité à transmettre des informations précises peut faire la différence entre la vie et la mort.

Les défis éthiques et humains

Les situations d'urgence soulèvent souvent des questions éthiques complexes : quand arrêter une réanimation ? Comment gérer les refus de traitement ? Face à ces dilemmes, l'équipe doit se réunir, s'appuyer sur des principes éthiques solides et, surtout, placer le patient au centre des décisions.

Les services d'urgence incarnent la quintessence de la médecine aiguë. Ils sont le lieu où la théorie médicale rencontre la réalité la plus brute, où la compétence clinique est continuellement mise à l'épreuve et où l'humanité de chaque professionnel de santé est sollicitée à chaque instant. Dans cette danse incessante entre la science, l'éthique et l'émotion, le service d'urgence demeure un pilier essentiel du système de santé, veillant inlassablement sur ceux qui en ont le plus besoin.

L'unité de soins intensifs :
au cœur de la gravité

S'il y a un lieu dans l'hôpital où la fragilité de la vie est ressentie à chaque instant, c'est bien l'unité de soins intensifs (USI). Chaque machine qui bip, chaque moniteur qui affiche des courbes, chaque soignant qui s'affaire autour d'un lit, témoignent de la lutte constante entre la vie et la mort. Au cœur de la médecine aiguë, l'USI est le sanctuaire des cas les plus critiques.

Des patients en situation critique
Les patients admis en USI présentent des défaillances d'un ou plusieurs organes vitaux. Qu'il s'agisse d'une insuffisance respiratoire nécessitant une ventilation mécanique, d'un choc septique ou d'un traumatisme grave, l'état de ces patients nécessite une surveillance et des interventions constantes.

Un environnement hautement technologique
L'USI est un concentré de technologie médicale avancée. Respirateurs, moniteurs cardiaques, pompes à perfusion, appareils de dialyse – chaque équipement joue un rôle crucial. Mais ces machines ne sont que des outils. C'est la compétence, la vigilance et l'expertise des infirmiers et des médecins qui transforment cette technologie en véritables soins salvateurs.

Une collaboration multidisciplinaire
L'USI rassemble une équipe hautement spécialisée. Outre les infirmiers et les médecins intensivistes, on y trouve des kinésithérapeutes, des nutritionnistes, des pharmacologues, et bien d'autres. Cette collaboration est essentielle pour gérer la complexité des cas et assurer une prise en charge holistique du patient.

La prise de décision dans l'urgence
Dans cet environnement où chaque seconde compte, la prise de décision doit être rapide, éclairée et fondée sur des données probantes. Cela exige non seulement une

connaissance approfondie de la médecine, mais aussi une communication efficace au sein de l'équipe et avec les proches des patients.

Les enjeux émotionnels et éthiques

L'USI est également le théâtre de moments intensément émotionnels. Les familles y vivent l'angoisse, l'espoir, le deuil. Les décisions d'acharnement thérapeutique, de limitation des soins ou de don d'organes sont courantes et requièrent une approche éthique rigoureuse, empreinte d'humanité.

L'importance du soutien psychologique

La lourdeur émotionnelle de l'USI n'affecte pas seulement les patients et leurs familles. Les professionnels de santé, confrontés quotidiennement à des situations extrêmes, peuvent ressentir du stress, de la fatigue ou même des symptômes de détresse post-traumatique. Le soutien psychologique, la supervision et la formation à la gestion du stress sont donc essentiels.

L'unité de soins intensifs, bien plus qu'un simple service hospitalier, est un microcosme où la science, l'art de soigner et l'humanité s'entremêlent. Dans cet espace restreint, chaque geste compte, chaque décision pèse lourd, chaque moment partagé est précieux. Et si l'USI témoigne de la gravité extrême de certains états médicaux, elle illustre aussi, avec force, la détermination, l'engagement et la compassion sans faille de ceux qui y œuvrent.

Salles de déchocage
et salles d'observation

Lorsqu'on évoque les urgences d'un hôpital, les images qui viennent souvent à l'esprit sont celles des salles de déchocage et des salles d'observation. Ces espaces, quoique distincts, sont indissociables du processus de prise en charge des cas aigus et représentent des étapes clés du parcours du patient.

Les salles de déchocage : L'intervention vitale
Les salles de déchocage sont l'endroit où l'on prend en charge les patients en situation critique, nécessitant des interventions immédiates pour stabiliser leur état.

- **Equipement et préparation** : Ces salles sont équipées pour répondre à toute urgence - de la réanimation cardiorespiratoire au traitement d'un traumatisme grave. Elles doivent être constamment prêtes à accueillir un patient, à tout moment.
- **L'équipe en action** : Le travail en salle de déchocage exige une collaboration étroite entre médecins, infirmiers, aides-soignants et techniciens. Chaque membre de l'équipe connaît son rôle et les gestes à effectuer, qu'il s'agisse d'administrer des médicaments, de préparer un équipement ou d'assurer la communication avec d'autres services.
- **La prise de décision rapide** : Face à un patient en détresse, chaque seconde compte. Les professionnels doivent évaluer rapidement la situation, décider de la meilleure intervention et l'exécuter sans hésitation.

Les salles d'observation : La surveillance rapprochée
Après une première intervention, les patients sont souvent dirigés vers les salles d'observation. Ces espaces sont conçus pour surveiller l'état des patients sur une période plus longue, généralement de quelques heures à une journée.

- **L'importance de la surveillance** : Même après stabilisation, les patients peuvent présenter des complications ou des changements dans leur état. Les salles d'observation permettent une surveillance constante, assurant une intervention rapide en cas de besoin.

- **L'évaluation continue** : Durant leur séjour en salle d'observation, les patients sont régulièrement évalués. Les examens, les analyses et les consultations avec des spécialistes aident à affiner le diagnostic et à ajuster le traitement.
- **La préparation à la suite** : La salle d'observation est aussi l'endroit où l'on décide de la suite du parcours du patient. Selon son état, il peut être admis à l'hôpital, orienté vers un autre service ou renvoyé chez lui avec des recommandations spécifiques.

Les salles de déchocage et d'observation symbolisent les deux pôles du continuum des urgences : l'intervention immédiate face à une crise et la surveillance rapprochée dans l'attente d'une stabilisation complète. Ces deux environnements, bien que différents dans leur fonction, partagent un objectif commun : assurer la meilleure prise en charge possible pour chaque patient, à chaque étape de son passage aux urgences. Dans ces lieux, l'expertise médicale se mêle à la bienveillance, l'efficacité à la compassion, offrant une réponse adaptée à la complexité et à l'urgence des situations rencontrées.

Chapitre 3.
COMPÉTENCES FONDAMENTALES EN MÉDECINE AIGUË

Évaluation rapide et efficace

• L'art du triage

Le triage, dérivé du mot français "trier", est un élément fondamental du monde médical, particulièrement dans le contexte des urgences. C'est un processus par lequel les professionnels de santé évaluent l'urgence et la gravité des affections des patients afin de déterminer la priorité des soins. Bien que cela puisse ressembler à un simple classement, le triage est un art délicat qui allie connaissances médicales, intuition clinique, et compassion.

La nécessité du triage

Dans un contexte où les ressources, qu'il s'agisse de temps, de personnel ou d'équipement, sont limitées, il est crucial d'identifier rapidement ceux qui ont besoin d'une intervention immédiate. Cela garantit que les patients qui risquent le plus voient un médecin en premier, indépendamment de l'ordre d'arrivée.

Les principaux critères d'évaluation

Le triage ne repose pas sur un seul signe ou symptôme. Au lieu de cela, l'infirmier de triage évalue une combinaison de facteurs :

- **Symptômes principaux** : Quels sont les signes et symptômes présentés ? Une douleur thoracique sera, par exemple, souvent traitée avec une priorité plus élevée qu'une cheville foulée.
- **Signes vitaux** : Les paramètres tels que la fréquence cardiaque, la pression artérielle, la fréquence

respiratoire et la température peuvent indiquer une détresse médicale.

- **Apparence générale** : Parfois, la simple observation du patient peut fournir des indices. Un patient pâle, en sueur ou manifestement en détresse est un signe d'alarme.

Les niveaux de triage

La plupart des systèmes de triage classent les patients en plusieurs catégories, allant des cas nécessitant une intervention immédiate à ceux pouvant attendre plus longtemps. Ces niveaux permettent d'assurer une répartition efficace des ressources.

L'importance de la communication

Un aspect essentiel du triage est la capacité à communiquer efficacement avec les patients pour obtenir une histoire médicale claire en un temps limité. De plus, il est crucial d'expliquer aux patients et à leurs familles pourquoi certains doivent attendre plus longtemps que d'autres, afin de minimiser l'anxiété et la frustration.

La formation et la mise à jour des compétences

Le monde médical évolue constamment, et les protocoles de triage ne font pas exception. Les infirmiers de triage doivent être formés régulièrement et être à jour avec les dernières recommandations et recherches pour assurer un triage précis et efficace.

Les défis émotionnels du triage

Faire le tri parmi les patients, certains avec des plaintes mineures, d'autres dans des situations potentiellement mortelles, peut être émotionnellement épuisant. Les professionnels doivent non seulement gérer leurs propres émotions, mais aussi celles des patients et des familles, souvent anxieuses ou effrayées.

L'art du triage est une danse délicate entre l'urgence, la gravité, la ressource et la compassion. C'est la première étape cruciale d'un parcours de soins qui peut sauver des vies. En comprenant les subtilités et les défis du triage, on peut mieux apprécier l'importance de ce processus et le dévouement de ceux qui le pratiquent.

• Techniques d'évaluation initiale

L'évaluation initiale d'un patient est l'une des étapes les plus cruciales dans le processus de prise en charge médicale, en particulier en médecine aiguë. Elle offre au professionnel de santé une première impression, dirigeant la suite des investigations et des interventions. Cette évaluation est une combinaison d'observations, de questions ciblées et d'examens physiques, le tout réalisé dans un court laps de temps pour maximiser l'efficacité du traitement.

1. Approche systématique :
Un processus d'évaluation doit être méthodique pour s'assurer qu'aucun élément crucial n'est omis.
  • **A - Voies Aériennes** : S'assurer que les voies aériennes du patient sont dégagées.
  • **B - Respiration** : Évaluer la qualité, la fréquence et la régularité de la respiration.
  • **C - Circulation** : Vérifier le pouls, la couleur de la peau, et rechercher des signes de choc.
  • **D - Déficit Neurologique** : Évaluer le niveau de conscience, la taille et la réactivité des pupilles, et la fonction motrice et sensitive.
  • **E - Exposition/Examen Environnemental** : Exposer le patient pour rechercher d'éventuelles blessures cachées tout en préservant son intimité et en le protégeant des éléments extérieurs.

2. Anamnèse avec la technique SAMPLE :
  • **S (Symptômes)** : Ce que ressent le patient.
  • **A (Allergies)** : Toute allergie connue.
  • **M (Médicaments)** : Les médicaments que le patient prend actuellement.

- **P (Passé médical)** : Antécédents médicaux pertinents.
- **L (Last Meal)** : Dernier repas, utile en cas d'anesthésie ou de chirurgie.
- **E (Events)** : Événements entourant la situation actuelle.

3. Examen physique ciblé :
Selon les plaintes et symptômes du patient, un examen physique focalisé est réalisé. Si un patient se plaint de douleurs thoraciques, par exemple, l'auscultation cardiaque et pulmonaire serait prioritaire.

4. Évaluation des signes vitaux :
- **Fréquence cardiaque** : Indique la vitesse à laquelle le cœur bat.
- **Fréquence respiratoire** : Nombre de respirations par minute.
- **Pression artérielle** : Mesure de la force du sang contre les parois des artères.
- **Température** : Indication potentielle d'infection ou d'autres affections.
- **Saturation en oxygène** : Mesure de la quantité d'oxygène dans le sang.

5. Utilisation d'équipements diagnostiques :
Des dispositifs tels que l'électrocardiogramme (ECG), le moniteur de saturation en oxygène, et d'autres peuvent être utilisés pour fournir une évaluation initiale plus complète.

6. Écoute active et observation :
Au-delà des examens physiques et des questions, l'observation attentive du comportement, de l'apparence, et des interactions du patient peut fournir des indices précieux sur son état.

L'évaluation initiale est un processus dynamique qui nécessite une formation approfondie, de la pratique, de l'intuition clinique, et la capacité d'agir rapidement en se basant sur les informations recueillies. C'est cette première impression qui orientera souvent les soins ultérieurs, faisant de cette étape l'une des plus vitales dans le traitement des patients en médecine aiguë.

Techniques d'urgence : de la réanimation à l'intubation

Les situations d'urgence en médecine aiguë nécessitent des actions rapides, décidées, et basées sur des compétences techniques précises pour sauver des vies. Dans cet univers, certaines interventions, comme la réanimation cardio-pulmonaire (RCP) et l'intubation, sont parmi les plus critiques. Elles exigent non seulement une formation spécialisée, mais aussi une capacité à rester calme sous pression.

1. Réanimation Cardio-Pulmonaire (RCP)
- **Objectif** : Restaurer la circulation sanguine et l'oxygénation lorsque le cœur cesse de battre.
  - Technique :
  - **Positionnement** : Allongez le patient sur une surface dure et placez-vous à ses côtés.
  - **Compression** : Avec les mains l'une sur l'autre, appliquez une pression ferme et rapide sur le sternum, permettant au cœur de se remplir entre chaque compression.
  - **Ventilation** : Après 30 compressions, effectuez deux insufflations (si formé pour le faire), soit par bouche-à-bouche, soit à l'aide d'un masque-barrière.

2. Défibrillation
- **Objectif** : Traiter une fibrillation ventriculaire ou une tachycardie ventriculaire sans pouls en délivrant un choc électrique au cœur.
  - Technique :
    - **Préparation** : Assurez-vous que le patient est déconnecté de tout dispositif conducteur. Placez les électrodes/palettes sur la poitrine selon les directives du fabricant.
    - **Défibrillation** : Sélectionnez l'énergie appropriée, informez tout le monde de s'éloigner, puis délivrez le choc.

3. Gestion des voies aériennes
- **Objectif** : Assurer une voie aérienne dégagée pour une ventilation efficace.
  - Technique :
    - **Positionnement** : Utilisez la subluxation de la tête et l'élévation du menton ou la prise de mandibule pour ouvrir les voies aériennes.
    - **Aspiration** : Si des sécrétions ou des vomissements obstruent les voies aériennes, utilisez un aspirateur pour les éliminer.

4. Intubation
- **Objectif** : Établir une voie aérienne protégée et assurer une ventilation adéquate, particulièrement dans les situations où la ventilation spontanée est compromise.
  - Technique :
    - **Préparation** : Rassemblez tous les matériaux nécessaires, y compris le laryngoscope, le tube endotrachéal, le stéthoscope, et le matériel de fixation du tube.
    - **Positionnement** : Placez le patient en position de "sniffing" (extension cervicale et flexion atlanto-occipitale).

- **Visualisation** : Insérez la lame du laryngoscope dans la bouche, déplacez la langue et visualisez les cordes vocales.
- **Insertion du tube** : Faites glisser le tube endotrachéal à travers les cordes vocales tout en visualisant.
- **Confirmation** : Confirmez la position à l'aide de méthodes comme l'auscultation, la visualisation de la condensation, ou un capnographe.

Chacune de ces techniques nécessite non seulement une maîtrise technique, mais aussi la capacité à collaborer efficacement avec l'ensemble de l'équipe médicale. Dans l'environnement tumultueux des urgences, le succès repose souvent sur la combinaison de compétences individuelles et d'une coordination d'équipe impeccable. Ces interventions sont l'essence même de la médecine d'urgence, où chaque seconde compte et où la vie est souvent en jeu.

La communication en situations de crise

• Collaboration avec l'équipe médicale

Dans le monde effréné et complexe de la médecine aiguë, la collaboration au sein de l'équipe médicale est essentielle pour garantir des soins sûrs et efficaces au patient. Ce chapitre explore la dynamique de la collaboration entre l'infirmier et les divers membres de l'équipe médicale, et comment cette synergie favorise une meilleure prise en charge.

1. Comprendre le rôle de chaque membre
- **Le médecin** : Leader clinique, il pose des diagnostics, prescrit des traitements et supervise l'évolution des patients.

- **L'infirmier** : Joue un rôle pivot en assurant la coordination des soins, l'administration des médicaments, la surveillance des patients et l'éducation.
- **Le technicien de laboratoire** : Assure l'analyse des échantillons pour guider le diagnostic et le suivi.
- **Le radiologue** : Interprète les images médicales, apportant des informations cruciales pour le diagnostic.
- **Les professionnels paramédicaux** : Kinésithérapeutes, ergothérapeutes, nutritionnistes, etc., ils apportent leurs compétences spécialisées au service du patient.
- **Le personnel administratif** : Gère les aspects logistiques et organisationnels, garantissant le bon fonctionnement de l'unité.

2. Communication efficace

- **Écoute active** : Prêter une oreille attentive aux préoccupations et aux suggestions de chaque membre.
- **Retour d'information** : Assurer une boucle de communication, notamment lors de la passation de consignes.
- **Utilisation d'outils standardisés** : Les check-lists, les systèmes d'alerte et les protocoles partagés garantissent une compréhension mutuelle.

3. Prise de décision collaborative

- **Discussion multidisciplinaire** : Réunions régulières pour discuter des cas complexes et établir un plan de soins cohérent.
- **Utilisation des compétences de chaque membre** : Reconnaître et valoriser les expertises individuelles pour une meilleure prise en charge.

4. Gestion des conflits

- **Résolution proactive** : Aborder les problèmes dès qu'ils se manifestent, avant qu'ils ne s'aggravent.

- **Médiation** : Si nécessaire, faire appel à une tierce personne pour faciliter la résolution.
- **Formation en compétences relationnelles** : Des sessions régulières pour renforcer la communication et la compréhension mutuelle.

5. Formation et éducation continues

- **Formations conjointes** : Sessions où les différentes professions apprennent ensemble pour améliorer la collaboration.
- **Échanges de rôles** : Comprendre les responsabilités des autres, renforçant l'empathie et la coopération.

La collaboration au sein de l'équipe médicale est le cœur battant de la médecine aiguë. Elle transcende les simples interactions professionnelles pour créer un environnement où le patient est au centre d'une constellation d'experts, chacun apportant sa lumière unique pour illuminer le chemin vers la guérison. L'infirmier, en tant que maillon central de cette équipe, joue un rôle crucial dans la facilitation de cette collaboration.

• Communiquer avec les patients et leurs proches

La communication est au cœur des soins infirmiers. Dans le contexte stressant de la médecine aiguë, savoir établir un dialogue avec les patients et leurs proches est non seulement essentiel pour offrir des soins de qualité, mais aussi pour construire une relation de confiance. Ce chapitre explore les nuances de cette communication, les techniques pour la faciliter, et l'importance de la compassion et de l'empathie.

1. Établir un contact initial

- **Approche calme** : Une entrée en douceur dans la chambre, un ton de voix apaisant et une posture ouverte contribuent à rassurer le patient.

- **Présentation claire** : Toujours se présenter et expliquer son rôle.
- **Écoute active** : Laisser le patient exprimer ses préoccupations sans interruption.

2. Techniques de communication efficaces

- **Langage adapté** : Éviter le jargon médical et s'assurer que le patient et ses proches comprennent les informations.
- **Questionnement ouvert** : Encourager le patient à parler librement en posant des questions ouvertes.
- **Reformulation** : Répéter ce que le patient a dit pour confirmer la compréhension mutuelle.

3. Gestion des émotions

- **Reconnaître les signes de détresse** : Pleurs, agitation, silence ou colère nécessitent une approche sensible.
- **Apporter du réconfort** : Une simple touche humaine, comme une main sur l'épaule, peut apporter un grand réconfort.
- **Espace pour le chagrin** : Dans les situations les plus difficiles, donner aux proches l'espace et le temps nécessaires pour exprimer leurs émotions.

4. Informer sans surcharger

- **Hiérarchisation de l'information** : Déterminer ce que le patient et sa famille doivent absolument savoir, et ce qui peut être discuté plus tard.
- **Documents écrits** : Fournir des brochures ou des fiches d'information peut aider à consolider la compréhension.

5. Communiquer avec les proches

- **Confidentialité** : Toujours demander la permission au patient avant de partager des informations médicales avec ses proches.
- **Implication dans les soins** : Encourager les proches à poser des questions et à participer aux soins, dans la mesure du possible.

6. Gérer les situations difficiles
- **Mauvaises nouvelles** : Adopter une approche douce et empathique, assurer un environnement privé et fournir un soutien émotionnel.
- **Conflits** : Écouter les préoccupations, rester calme et faire appel à un médiateur si nécessaire.

7. Assurer un suivi
- **Revérification** : Revenir régulièrement pour s'assurer que le patient et ses proches comprennent et sont à l'aise avec le plan de soins.
- **Ressources supplémentaires** : Fournir des contacts ou des références pour un soutien supplémentaire, comme des groupes de soutien ou des services de conseil.

La communication avec les patients et leurs proches va bien au-delà de la simple transmission d'informations. Elle est un art délicat qui exige de l'empathie, de la patience et de la compassion. Dans le tumulte de la médecine aiguë, cette communication humanise les soins, rappelant à chaque instant que derrière chaque diagnostic se trouve une personne avec ses espoirs, ses peurs et ses rêves.

Chapitre 4.
Pathologies courantes
et prise en charge infirmière

Troubles cardiovasculaires

• Infarctus du myocarde

L'infarctus du myocarde, communément appelé crise cardiaque, est une urgence médicale caractérisée par la mort d'une partie du muscle cardiaque due à un manque d'apport en oxygène. C'est une des principales causes de mortalité à travers le monde. Comprendre l'infarctus, ses causes, ses symptômes et sa prise en charge est primordial pour tout professionnel de santé œuvrant en médecine aiguë.

1. Anatomie et physiologie du cœur
   • **Le muscle cardiaque (myocarde)** : Sa structure, son fonctionnement et son importance dans la circulation sanguine.
   • **Les artères coronaires** : Les vaisseaux responsables de l'apport en oxygène au cœur.
2. Causes et mécanismes de l'infarctus
   • **Athérosclérose** : L'accumulation de plaques de cholestérol dans les artères, réduisant le flux sanguin.
   • **Thrombose coronaire** : La formation d'un caillot qui bloque une artère coronaire, privant une partie du cœur d'oxygène.
   • **Facteurs de risque** : Tabagisme, hypertension, diabète, obésité, antécédents familiaux, etc.
3. Symptômes de l'infarctus
   • **Douleur thoracique** : Souvent décrite comme une pression, un écrasement ou une douleur irradiant vers le bras, la mâchoire ou le dos.

- Essoufflement
- Sueurs, nausées, ou étourdissements
- **Symptômes atypiques** : Surtout chez les femmes, les personnes âgées ou les diabétiques.

4. Diagnostic de l'infarctus

- **Électrocardiogramme (ECG)** : Mesure l'activité électrique du cœur, révélant les zones endommagées.
- **Tests sanguins** : Mesurent les enzymes cardiaques libérées lors des dommages au myocarde.
- **Coronarographie** : Une technique d'imagerie qui visualise les artères coronaires.

5. Prise en charge en situation d'urgence

- **Stabilisation du patient** : Surveillance des signes vitaux, administration d'oxygène, et médicaments pour la douleur.
- **Reperfusion** : Restaurer rapidement le flux sanguin, soit par thrombolyse (médicaments dissolvant le caillot) ou par intervention coronaire percutanée (angioplastie).
- **Médicaments** : Bêtabloquants, anticoagulants, statines et autres pour traiter et prévenir d'autres événements cardiaques.

6. Récupération et réadaptation

- **Soins post-infarctus** : Surveillance en unité de soins intensifs, évaluation de la fonction cardiaque, et planification du traitement à long terme.
- **Réadaptation cardiaque** : Programmes supervisés combinant exercice, éducation, et soutien pour aider les patients à retrouver leur vie normale et à prévenir un autre infarctus.
- **Modifications du mode de vie** : Arrêt du tabagisme, régime alimentaire sain, exercice régulier et gestion du stress.

7. Prévention de l'infarctus

- **Contrôle des facteurs de risque** : Hypertension, cholestérol, diabète.

- **Médicaments préventifs** : Aspirine, statines, antihypertenseurs.
- **Éducation du patient** : Reconnaître les signes avant-coureurs et quand chercher de l'aide.

L'infarctus du myocarde est un événement médical grave qui nécessite une intervention rapide et compétente. Avec une prise en charge adéquate, de nombreux patients peuvent récupérer et vivre une vie pleine et active. La prévention reste néanmoins le pilier fondamental pour réduire le risque d'infarctus et ses complications potentiellement mortelles.

• Insuffisance cardiaque aiguë

L'insuffisance cardiaque est une condition dans laquelle le cœur ne parvient pas à pomper le sang de manière adéquate pour répondre aux besoins du corps. L'insuffisance cardiaque aiguë (ICA) représente une détérioration rapide ou une première manifestation d'une insuffisance cardiaque, nécessitant souvent une prise en charge médicale urgente.

1. Compréhension de la maladie
- **Physiologie cardiaque** : Comment le cœur fonctionne normalement pour assurer la circulation sanguine.
- **Types d'insuffisance** : Insuffisance cardiaque gauche, droite ou globale.
2. Causes de l'insuffisance cardiaque aiguë
- Maladies coronariennes
- Hypertension artérielle non contrôlée
- Valvulopathies
- Cardiomyopathies
- Troubles du rythme cardiaque
- **Autres** : infections, toxicités médicamenteuses, etc.
3. Symptômes et signes cliniques
- Dyspnée (essoufflement)

- Œdème pulmonaire
- Fatigue extrême
- Gonflement des jambes, chevilles et pieds
- Toux persistante ou sifflante
- Prise de poids rapide

4. Diagnostic

- **Écoute des sons cardiaques** : Identification des souffles, des crépitements pulmonaires.
- **Échocardiographie** : Visualisation directe de la fonction cardiaque.
- **Radiographie thoracique** : Identification d'une congestion pulmonaire.
- **Tests sanguins** : Mesure des niveaux de BNP (peptide natriurétique cérébral), un marqueur de l'ICA.

5. Prise en charge thérapeutique

- **Stabilisation** : Administration d'oxygène, position semi-assise.
  - Médicaments :
    - **Diurétiques** : Pour réduire l'excès de liquide.
    - **Vasodilatateurs** : Pour dilater les vaisseaux sanguins.
    - **Inotropes** : Pour améliorer la contractilité cardiaque.
- **Assistance ventilatoire** : Dans les cas graves où le patient ne peut pas obtenir suffisamment d'oxygène.
- **Traitements avancés** : Dispositifs d'assistance ventriculaire, transplantation cardiaque.

6. Éducation et suivi

- **Autosurveillance** : Apprendre aux patients à reconnaître les symptômes précurseurs d'une exacerbation.
- **Modification du mode de vie** : Régime pauvre en sel, gestion du poids, suivi des médicaments.
- **Plan d'action** : Quand et comment chercher de l'aide médicale.

7. Prévention
- **Gestion des maladies sous-jacentes** : Contrôle de la tension artérielle, traitement des maladies coronariennes.
- **Vaccinations** : Prévenir les infections respiratoires qui peuvent aggraver l'ICA.
- **Éviter les déclencheurs** : Consommation excessive de liquides ou de sel, certains médicaments non prescrits.

L'insuffisance cardiaque aiguë est une pathologie sérieuse qui nécessite une prise en charge médicale rapide. Une intervention précoce, associée à une éducation adéquate des patients, peut améliorer considérablement les pronostics et la qualité de vie.

Troubles respiratoires

• Asthme aigu sévère

L'asthme est une maladie inflammatoire chronique des voies respiratoires caractérisée par des épisodes récurrents de toux, de sifflements thoraciques, d'essoufflement et d'oppression thoracique. L'asthme aigu sévère, souvent appelé "crise d'asthme", représente une exacerbation intense de ces symptômes, mettant potentiellement la vie en danger et nécessitant une intervention médicale immédiate.

1. Comprendre l'asthme
- **Anatomie pulmonaire**: Fonction et structure des voies respiratoires.
- **Physiopathologie de l'asthme**: Inflammation, bronchoconstriction et hypersécrétion de mucus.
2. Facteurs déclenchants
- **Allergènes** : Pollens, acariens, moisissures, poils d'animaux.

- **Irritants** : Fumée de tabac, pollution atmosphérique, parfums.
- Infections respiratoires : Rhumes, grippe.
- Facteurs émotionnels : Stress, anxiété.
- **Autres** : Médicaments, exercice sans échauffement préalable, conditions météorologiques.

3. Symptômes et signes de l'asthme aigu sévère
- Respiration rapide et superficielle
- Sifflements thoraciques audibles à distance
- Parole entrecoupée
- Anxiété ou panique visible
- Utilisation des muscles accessoires pour respirer
- Cyanose (coloration bleutée de la peau)

4. Diagnostic
- **Évaluation clinique** : Observation et écoute des voies respiratoires.
- **Spirométrie** : Mesure des volumes et débits respiratoires (souvent limitée en crise).
- **Saturation en oxygène** : À l'aide d'un oxymètre de pouls.

5. Prise en charge thérapeutique
- **Bronchodilatateurs à action rapide** : Salbutamol ou terbutaline, généralement administrés par inhalateur ou nébuliseur.
- **Stéroïdes systémiques** : Comme la prednisolone pour réduire l'inflammation.
- **Oxygène** : Pour les patients en détresse respiratoire ou avec une saturation en oxygène faible.
- **Surveillance étroite** : Évaluation régulière des signes vitaux, de la fonction respiratoire et de la saturation en oxygène.
- **Hospitalisation** : Dans les cas où la crise ne répond pas rapidement au traitement ou est particulièrement sévère.

6. Éducation et prévention
- **Plan d'action contre l'asthme** : Outil écrit, personnalisé, permettant au patient de reconnaître et de gérer les exacerbations précoces.
- **Gestion des déclencheurs** : Identifier et minimiser l'exposition aux déclencheurs personnels.
- **Inhalateurs de secours** : Importance de toujours avoir un bronchodilatateur à action rapide à portée de main.
- **Techniques d'inhalation** : S'assurer que le patient utilise correctement ses dispositifs inhalateurs.

7. Suivi régulier
- **Consultations de suivi** : Évaluation régulière de la fonction pulmonaire, de la gravité des symptômes et ajustement des médicaments.
- **Vaccinations** : Contre la grippe et la pneumonie pour réduire le risque d'exacerbations.

La crise d'asthme aigu sévère est une urgence médicale qui requiert une intervention rapide. Une bonne éducation des patients, associée à un plan de gestion personnalisé, peut aider à prévenir de nombreuses exacerbations et à garantir une prise en charge rapide lorsque cela est nécessaire.

• Embolie pulmonaire

L'embolie pulmonaire (EP) est une affection potentiellement mortelle causée par un caillot sanguin qui migre vers les poumons, obstruant généralement une ou plusieurs artères pulmonaires. Cette situation compromet la circulation sanguine vers les poumons et peut affecter la capacité du corps à oxygéner le sang.

1. Compréhension de l'embolie pulmonaire
- **Physiologie pulmonaire**: Comment les poumons reçoivent le sang pour l'oxygénation.

- **Thrombose et embolie**: Formation et migration de caillots.
2. Causes et facteurs de risque
   - **Thrombose veineuse profonde (TVP)** : Formation d'un caillot dans les veines profondes, généralement des jambes, qui peut se détacher et migrer vers les poumons.
   - **Immobilisation prolongée** : Hospitalisation, voyages long-courriers.
   - **Chirurgie** : Particulièrement orthopédique ou abdomino-pelvienne.
   - Cancer.
   - Grossesse et période post-partum.
   - **Traitements hormonaux** : Contraceptifs oraux, traitement hormonal substitutif.
   - Affections génétiques : Thrombophilies.
3. Symptômes et signes cliniques
   - Dyspnée soudaine.
   - **Douleur thoracique** : Aggravée à la respiration profonde.
   - **Toux** : Parfois avec du sang.
   - Cyanose.
   - Tachycardie.
   - Syncope ou étourdissement.
4. Diagnostic
   - **Angiographie pulmonaire** : Gold standard, mais rarement utilisée.
   - Scintigraphie pulmonaire.
   - Échographie doppler des membres inférieurs : Recherche d'une TVP associée.
   - Tomodensitométrie (TDM) pulmonaire avec injection : De plus en plus courante.
   - **Dosages sanguins** : D-dimères pour exclure le diagnostic.
5. Prise en charge thérapeutique
   - **Anticoagulation** : Héparine à bas poids moléculaire, warfarine, ou anticoagulants oraux directs.

- **Thrombolyse** : En cas d'EP massive ou instabilité hémodynamique.
- **Filtre cave** : Pour les patients ayant une contre-indication à l'anticoagulation.
- **Embolectomie chirurgicale** : Rarement utilisée, sauf dans des cas extrêmes.

6. Prévention
- **Prophylaxie anticoagulante** : Chez les patients à risque lors d'hospitalisations ou après certaines chirurgies.
- **Bas de contention** : Réduisent le risque de TVP.
- **Mobilisation précoce** : Après chirurgie ou lors d'hospitalisations prolongées.

7. Éducation et suivi
- **Reconnaissance des symptômes** : Importance d'une prise en charge rapide.
- **Anticoagulants** : Éducation sur les signes de saignement, interactions médicamenteuses et suivi régulier.
- **Facteurs de risque modifiables** : Encourager l'arrêt du tabac, la perte de poids si nécessaire et la réduction des facteurs de risque hormonaux.

L'embolie pulmonaire est une urgence médicale qui nécessite une intervention rapide et une prise en charge appropriée. La reconnaissance des symptômes, la prévention chez les patients à risque et l'éducation des patients sur les anticoagulants sont essentielles pour réduire la morbidité et la mortalité associées à cette condition.

Sepsis et choc septique

Le sepsis est une réaction corporelle extrême à une infection qui peut entraîner des lésions tissulaires, une insuffisance d'organes et la mort. Le choc septique est une complication du sepsis caractérisée par une hypotension artérielle profonde et persistante malgré un remplissage vasculaire adéquat, entraînant une perfusion insuffisante des organes.

1. Définition et compréhension
   - **Sepsis**: Réponse inflammatoire systémique à une infection.
   - **Choc septique**: Sepsis avec hypoperfusion tissulaire malgré une réanimation volémique adéquate.
2. Causes et facteurs de risque
   - **Infections bactériennes**: Plus fréquentes, notamment pneumonies, infections urinaires, péritonites.
   - Infections virales, fongiques ou parasitaires: Moins courantes, mais possibles.
   - **Immunosuppression**: Cancer, chimiothérapie, stéroïdes, VIH.
   - Age avancé.
   - **Pathologies chroniques**: Diabète, insuffisance rénale ou cardiaque.
   - **Interventions médicales**: Cathéters, chirurgies, ventilation mécanique.
3. Symptômes et signes cliniques
   - Fièvre ou hypothermie.
   - Tachycardie.
   - **Tachypnée** ou hyperventilation.
   - Altération de l'état mental: Confusion, somnolence.
   - **Hypotension artérielle** (notamment dans le choc septique).
   - **Oligurie** : Réduction du débit urinaire.
4. Diagnostic
   - **Analyses de sang**: Augmentation des leucocytes, élévation des lactates, perturbations de la coagulation.
   - **Hémocultures**: Identifier l'agent infectieux.

- **Imagerie**: Radiographie pulmonaire, scanner, échographie pour localiser la source de l'infection.
- **Prélèvements**: Urine, LCR, liquide pleural ou péritonéal pour culture.

5. Prise en charge thérapeutique
- **Antibiothérapie empirique**: Administration rapide d'antibiotiques à large spectre.
- **Réanimation volémique**: Cristalloïdes, voire colloïdes.
- **Support hémodynamique**: Vasopresseurs comme la norépinéphrine en cas de choc septique.
- **Support d'organe si nécessaire**: Ventilation mécanique, dialyse.
- **Source control**: Drainage, chirurgie ou retrait d'un dispositif médical si c'est la source de l'infection.

6. Complications
- **Dysfonction d'organe multiple**: Atteinte de plusieurs organes due à l'inflammation et à l'hypoperfusion.
- **Coagulopathie** : Troubles de la coagulation pouvant mener à des saignements ou des thromboses.
- Insuffisance rénale aiguë.

7. Prévention et éducation
- **Hygiène**: Lavage des mains, techniques d'asepsie.
- **Vaccinations**: Prévention des infections pouvant conduire au sepsis.
- **Reconnaissance des signes précoces**: Importance d'une intervention médicale rapide en cas de suspicion.
- **Suivi post-sepsis**: Surveillance des séquelles potentielles et soutien psychologique.

Le sepsis et le choc septique représentent des urgences médicales majeures. Leur reconnaissance rapide et une prise en charge adaptée et intensive sont primordiales pour réduire la mortalité et les séquelles associées à ces affections. Une éducation ciblée des professionnels de santé et du grand public est essentielle pour améliorer les résultats.

Traumatismes et blessures

Les traumatismes et blessures sont des lésions corporelles résultant de forces physiques externes. Ils peuvent varier d'une simple contusion à des lésions mettant en jeu le pronostic vital. Le rôle de l'infirmier est crucial pour évaluer, stabiliser et traiter ces patients tout en travaillant en étroite collaboration avec l'équipe médicale.

1. Classification des traumatismes
   - **Traumatismes fermés**: Pas de rupture de la peau (ex : contusion, fracture non ouverte).
   - **Traumatismes ouverts**: Rupture de la peau (ex : plaies, fractures ouvertes).
   - **Traumatismes pénétrants**: Blessures par objets pointus ou projectiles (ex : blessures par balles, plaies par armes blanches).
2. Mécanismes des blessures
   - Chutes.
   - **Accidents de la route**: Piétons, cyclistes, automobilistes.
   - Écrasements.
   - Blessures par objet tranchant ou perforant.
   - **Brûlures**: Thermiques, chimiques, électriques.
   - **Violences**: Domestiques, agressions, combats.
3. Évaluation initiale
   - **Approche ABCDE**: Voies aériennes (A), Respiration (B), Circulation (C), Déficit neurologique (D), Exposition/Environnement (E).
   - **Triage**: Évaluer la gravité et prioriser les soins.
   - **Examen physique complet**: Chercher des lésions cachées.

4. Prise en charge thérapeutique
- **Stabilisation**: Immobilisation, oxygénation, voies d'accès veineuses.
- **Réanimation**: En cas d'arrêt cardio-respiratoire.
- Gestion de la douleur: Analgésie.
- **Interventions chirurgicales**: Pour traiter les fractures, hémorragies internes ou autres lésions.

5. Surveillance des complications
- **Hémorragies**: Externes et internes.
- **Dysfonctionnement d'organe**: Insuffisance respiratoire, insuffisance rénale.
- **Infections**: Sur les sites de blessures ouvertes.
- **Complications neurologiques**: Traumatismes crâniens, lésions de la moelle épinière.

6. Soutien psychologique
- **Gestion du stress post-traumatique**: Écoute, soutien, orientation vers des spécialistes.
- Communication avec le patient et la famille: Informations, rassurer, accompagner.

7. Prévention des traumatismes
- **Éducation du public**: Campagnes de sécurité routière, prévention des chutes chez les personnes âgées.
- **Équipements de protection**: Casques, ceintures de sécurité, gilets réfléchissants.

8. Rééducation et réadaptation
- **Physiothérapie**: Pour retrouver la mobilité après des fractures ou des interventions.
- **Ergothérapie**: Aider à retrouver l'autonomie dans les activités quotidiennes.
- **Suivi médical**: Pour vérifier la guérison et prévenir les séquelles.

Les traumatismes et blessures sont fréquents dans la pratique de la médecine d'urgence. L'infirmier joue un rôle pivot dans la prise en charge de ces patients, depuis leur arrivée aux urgences jusqu'à leur orientation vers une spécialité adaptée ou leur sortie. La rapidité, la précision et la coordination avec l'équipe médicale sont essentielles pour assurer les meilleurs soins possibles.

Chapitre 5.
LA DIMENSION PSYCHOLOGIQUE DE LA MÉDECINE AIGUË

Gérer le stress et l'épuisement professionnel

La médecine aiguë est un domaine exigeant et stressant, où les infirmiers sont fréquemment confrontés à des situations de vie ou de mort. Cette pression constante, couplée à de longues heures de travail et à l'interaction avec des patients et des familles souvent anxieux ou en détresse, peut mener à un stress intense et à l'épuisement professionnel. Il est essentiel pour les infirmiers de comprendre, de reconnaître et de gérer ces défis pour assurer une prise en charge optimale des patients et préserver leur propre bien-être.

1. Comprendre le stress et l'épuisement professionnel
   - **Définitions**: Différenciation entre le stress quotidien, le stress chronique et l'épuisement professionnel.
   - **Causes dans le contexte médical**: Pression, urgences, gestion des émotions, interaction patient-soignant.
2. Reconnaître les signes et les symptômes
   - **Physiques**: Fatigue, troubles du sommeil, maux de tête, troubles gastro-intestinaux.
   - **Émotionnels**: Irritabilité, sentiment d'insuffisance, détachement, anxiété.
   - **Comportementaux**: Procrastination, évitement des tâches, négligence des responsabilités.
3. Impact sur les soins aux patients
   - **Risques d'erreurs médicales**: Décisions hâtives, oublis, négligences.

- **Interactions patient-soignant**: Moins d'empathie, communication altérée, insatisfaction des patients.

4. Stratégies de gestion du stress
   - **Techniques de relaxation**: Respiration profonde, méditation, yoga.
   - **Gestion du temps**: Planification, délégation, pause.
   - **Limites professionnelles**: Reconnaître ses limites, savoir dire non, prendre des jours de repos.

5. Prévention de l'épuisement professionnel
   - **Supervision et mentorat**: Soutien par des collègues expérimentés.
   - **Formation continue**: Techniques de gestion du stress, communication, leadership.
   - **Équilibre travail-vie**: Veiller à avoir du temps pour soi, pour sa famille, pour ses loisirs.

6. Importance du soutien
   - **Équipes multidisciplinaires**: Travailler en collaboration, partager les responsabilités.
   - **Thérapie et conseil**: Avoir un espace pour discuter et traiter ses émotions.
   - **Groupes de soutien**: Échanger avec des collègues confrontés aux mêmes défis.

7. Ressources disponibles
   - **Programmes institutionnels**: Programmes de bien-être, consultations psychologiques.
   - **Organisations professionnelles**: Associations d'infirmiers, syndicats.
   - **Littérature et formations**: Livres, séminaires, webinaires sur la gestion du stress et la prévention de l'épuisement.

8. Reconnaissance et action
   - **Admettre la réalité**: Reconnaître que personne n'est à l'abri du stress ou de l'épuisement.
   - **Demander de l'aide**: Se tourner vers ses collègues, sa hiérarchie ou un professionnel.

L'infirmier est un maillon essentiel de la chaîne de soins. Pour assurer une prise en charge optimale, il est crucial qu'il soit en bonne santé mentale et physique. Reconnaître et gérer le stress et l'épuisement professionnel est une étape fondamentale pour assurer la qualité des soins et le bien-être de l'infirmier.

Soutenir les patients dans des moments critiques

En médecine aiguë, les infirmiers sont souvent les premiers interlocuteurs des patients et de leurs proches lors de moments difficiles, qu'il s'agisse d'un diagnostic grave, d'une réanimation ou d'un pronostic incertain. Dans ces situations, la capacité de l'infirmier à offrir un soutien empathique et compétent est essentielle pour le bien-être du patient et pour instaurer une relation de confiance.

1. Reconnaissance de l'impact émotionnel
   - **Reconnaître la vulnérabilité du patient**: Les réactions émotionnelles, les peurs et les angoisses.
   - **Comprendre le rôle des proches**: Leur sentiment d'impuissance, leur besoin d'information et de soutien.
2. La communication empathique
   - **Écouter activement**: Donner au patient l'espace et le temps d'exprimer ses sentiments.
   - **Éviter le jargon médical**: S'exprimer clairement et simplement.
   - **Valider les émotions du patient**: Reconnaître et accepter ce qu'il ressent sans jugement.
3. Fournir des informations claires et précises
   - **Rester honnête**: Ne pas cacher ou minimiser la gravité d'une situation.
   - **Offrir des explications**: Aider le patient à comprendre sa situation médicale.

- **Répondre aux questions**: Prendre le temps de clarifier tout doute ou inquiétude.

4. Présence physique et rassurante
   - **Le toucher thérapeutique**: Une simple main sur l'épaule peut apporter du réconfort.
   - **La posture**: Se mettre au niveau du patient, maintenir un contact visuel.

5. Impliquer le patient dans les décisions
   - **Offrir des choix**: Même dans des situations critiques, les patients peuvent avoir des préférences.
   - **Respecter l'autonomie du patient**: Reconnaître son droit à accepter ou refuser certains soins.

6. Soutenir les proches
   - **Offrir un espace pour parler**: Les proches ont aussi besoin d'exprimer leurs émotions.
   - **Fournir des ressources**: Informer sur les services de soutien disponibles, comme les travailleurs sociaux ou les psychologues.

7. Collaborer avec l'équipe soignante
   - **Échanger avec les médecins**: Avoir des informations à jour sur l'état du patient.
   - **S'entraider entre collègues**: Partager ses ressentis, ses stratégies d'approche.

8. Se protéger émotionnellement
   - **Reconnaître ses propres limites**: Accepter que l'on ne peut pas toujours "guérir" le mal-être d'un patient.
   - **Trouver des espaces de décompression**: Prendre des pauses, échanger avec des collègues, utiliser des ressources de soutien personnel.

9. Réflexions post-crise
   - **Débriefings avec l'équipe**: Analyser ce qui s'est bien passé et les axes d'amélioration.
   - **Feedback des patients et des proches**: Leur permettre d'exprimer leur ressenti sur la prise en charge.

10. Formation continue
- Développer ses compétences en communication: Formations, simulations, role-plays.
- **Se familiariser avec les outils de soutien psychologique**: Apprendre à reconnaître et à gérer les symptômes de détresse.

Soutenir un patient dans un moment critique est l'une des tâches les plus nobles, mais aussi les plus exigeantes pour un infirmier. Cela demande à la fois une compétence professionnelle, une compréhension émotionnelle et une résilience personnelle. C'est dans ces moments que l'aspect humain de la profession d'infirmier prend tout son sens.

L'importance du débriefing après des événements majeurs

Au cœur des services de médecine aiguë, les infirmiers sont régulièrement exposés à des situations stressantes, inattendues et parfois traumatisantes. Que ce soit à la suite d'une réanimation complexe, d'un événement imprévu ou d'un décès, le débriefing post-événementiel s'avère être un outil essentiel. Il ne s'agit pas seulement d'une technique de gestion du stress, mais d'une démarche globale favorisant la résilience, l'apprentissage et l'amélioration continue de la qualité des soins.

1. Définir le débriefing
- **Qu'est-ce que le débriefing?** : Une discussion structurée post-événement.
- **Les objectifs principaux** : Comprendre, apprendre et soutenir.
2. Les bénéfices psychologiques
- **Exprimer et traiter les émotions** : Un espace sécurisé pour parler de ses ressentis.

- **Réduire le risque de stress post-traumatique** : Reconnaître et aborder les symptômes précoces.
- **Valoriser le soutien collectif** : Renforcer le sentiment d'appartenance et de solidarité au sein de l'équipe.

3. Favoriser l'apprentissage
- **Identifier les succès** : Reconnaître ce qui a bien fonctionné.
- **Analyser les points d'amélioration** : Sans porter de jugement, envisager comment mieux agir à l'avenir.
- **Plan d'action pour le futur** : Mettre en place des solutions concrètes pour éviter la répétition d'erreurs.

4. Améliorer la communication au sein de l'équipe
- **Favoriser l'échange interdisciplinaire** : Réunir différentes perspectives pour une compréhension globale.
- **Renforcer la cohésion d'équipe** : Valoriser le travail collectif et l'importance de chaque membre.
- **Développer une culture de feedback** : Encourager une communication ouverte et constructive.

5. Optimiser la qualité des soins
- **Repérer les failles du système** : Identifier les problèmes structurels ou organisationnels.
- **Mettre en œuvre des changements** : Ajuster les protocoles ou les pratiques basées sur les retours d'expérience.
- **Suivre et évaluer les améliorations** : Mesurer l'impact des modifications apportées.

6. Structurer le débriefing
- **Quand le réaliser?** : Idéalement peu de temps après l'événement, mais en tenant compte des besoins immédiats du service.
- **Qui devrait y participer?** : Tout membre de l'équipe impliqué, et éventuellement un facilitateur externe.
- **Comment le conduire?** : Dans un esprit ouvert, sans jugement, en suivant une trame ou un guide.

7. Débriefing et éthique
- **Confidentialité** : Assurer que les discussions restent au sein de l'équipe.
- **Non-jugement** : Adopter une posture d'écoute et de compréhension mutuelle.
- **Respect de chaque participant** : Chacun doit se sentir libre de s'exprimer sans craindre de répercussions.

8. Se former au débriefing
- **Apprendre les techniques de facilitation** : Savoir guider une discussion constructive.
- **Reconnaître les signes de détresse** : Orienter vers un soutien professionnel si nécessaire.
- **Intégrer le débriefing dans la culture d'équipe** : Le considérer comme une pratique régulière, pas seulement après des événements majeurs.

Conclure un événement majeur par un débriefing ne signifie pas simplement "tourner la page", mais plutôt construire sur cette expérience pour renforcer l'équipe, améliorer la pratique professionnelle et assurer la meilleure qualité de soins possible pour les patients à venir.

Chapitre 6.
ÉTHIQUE ET JURIDIQUE
EN MÉDECINE AIGUË

Consentement et capacité

Dans le milieu médical, le respect de l'autonomie du patient est un principe fondamental. Le consentement éclairé et la capacité à donner ce consentement sont au cœur de ce principe. Toutefois, en médecine aiguë, où les décisions doivent souvent être prises rapidement et les patients peuvent être dans des états altérés, naviguer dans ces domaines peut être complexe. C'est une zone qui nécessite à la fois une compréhension profonde des aspects éthiques et juridiques, ainsi qu'une capacité à communiquer efficacement.

1. Principes fondamentaux
   - **Qu'est-ce que le consentement éclairé?**: Une décision volontaire basée sur une information complète.
   - **Comprendre la capacité**: L'aptitude à comprendre et à apprécier les conséquences de ses décisions.
2. Évaluer la capacité
   - **Les critères pour évaluer la capacité**: Comprendre l'information, apprécier la situation, raisonner et communiquer une décision.
   - **Facteurs pouvant influencer la capacité**: Médicaments, maladies mentales, états aigus comme le delirium, etc.
   - **Interdisciplinarité dans l'évaluation**: Collaboration avec des professionnels tels que des psychiatres ou des travailleurs sociaux.

3. Obtenir un consentement éclairé
- **Fournir une information complète**: Nature de l'intervention, bénéfices, risques, alternatives.
- **S'assurer que le patient comprend**: Utiliser un langage clair, vérifier la compréhension, encourager les questions.
- **Documenter le consentement**: Important pour des raisons légales et éthiques.

4. Situations particulières
- **Patients inconscients ou gravement malades**: Recours aux directives anticipées ou à un représentant légal.
- **Mineurs et consentement**: La capacité versus l'âge légal pour consentir.
- Situations d'urgence où le consentement ne peut être obtenu: Interventions vitales, cadre légal.

5. Refus de traitement
- **Respecter l'autonomie**: Même si cela va à l'encontre des recommandations médicales.
- **Évaluer la capacité**: S'assurer que le refus est basé sur une capacité intacte.
- **Conséquences et responsabilités**: Informer le patient, documenter soigneusement.

6. Directives anticipées et mandats
- Quand elles entrent en jeu: En l'absence de capacité.
- **Importance de la mise à jour**: Les situations et les souhaits peuvent évoluer.
- **Discussion proactive avec les patients**: Encourager les patients à réfléchir et à documenter leurs souhaits.

7. Dilemmes éthiques
- Conflits entre l'équipe médicale et le patient ou la famille: Négociation, médiation.
- Respect de l'autonomie versus bénéfice pour le patient: Quand l'intérêt du patient est en jeu.
- **Décisions collégiales**: Consulter ses pairs, comités d'éthique.

8. Importance de la communication
- **Techniques de communication empathique**: Écoute active, validation des émotions.
- **Gérer les désaccords**: Approche centrée sur le patient, rechercher un terrain d'entente.
- **Inclure la famille et les proches**: Ils peuvent fournir des informations précieuses et soutenir le processus décisionnel.

Le respect du consentement et de la capacité est essentiel pour maintenir la dignité et les droits du patient, même dans des situations d'urgence. Chaque infirmier doit être équipé pour naviguer dans ces eaux parfois troubles avec compétence, compassion et clarté.

Les soins de fin de vie dans un contexte aigu

Fournir des soins en fin de vie dans un environnement aigu peut être l'un des défis les plus complexes et émotionnellement chargés auxquels un infirmier peut être confronté. L'approche rapide et interventionniste typique de la médecine aiguë contraste souvent avec les besoins d'un patient en phase terminale, où le confort, la dignité et le soutien émotionnel peuvent primer sur les interventions curatives. Ce chapitre explore les subtilités de la prestation de ces soins essentiels dans un cadre aigu.

1. Reconnaître la phase terminale
- **Comprendre les signes**: Changements physiologiques, symptômes et comportements indicateurs.
- **Communication avec l'équipe**: Collaborer pour reconnaître et comprendre la trajectoire de la maladie.

- **Respecter les volontés du patient**: Directives anticipées, discussions antérieures et souhaits exprimés.

2. Redéfinir les objectifs des soins
   - **Du curatif au palliatif**: Transition des interventions visant à guérir vers celles visant à soulager.
   - **La décision de ne pas réanimer (DNR)**: Comprendre, respecter et communiquer sur les directives.
   - **Retrait des interventions intensives**: Décider quand et comment interrompre des traitements comme la ventilation ou la dialyse.

3. Gestion des symptômes
   - **Douleur**: Évaluation, traitements médicamenteux et non médicamenteux.
   - **Dyspnée**: Soulager l'essoufflement sans aggraver la situation.
   - **Agitation et delirium**: Reconnaître et gérer ces états pour assurer un confort maximal.
   - **Autres symptômes courants**: Nausées, constipation, xérostomie.

4. Soutien émotionnel et spirituel
   - **Accompagnement du patient**: Écoute active, présence réconfortante.
   - **Soutien à la famille et aux proches**: Aider dans le deuil, offrir un espace pour l'expression des émotions.
   - **Services de soins spirituels**: Intégration des aumôniers ou conseillers spirituels dans le plan de soins.

5. Communication
   - **Annoncer des nouvelles difficiles**: Techniques pour partager des informations délicates.
   - **Faciliter des discussions de fin de vie**: Explorer les souhaits et les préoccupations du patient.
   - **Médiation dans les désaccords**: Négocier et trouver un terrain d'entente entre l'équipe médicale, le patient et la famille.

6. Aspects culturels et éthiques
- **Respecter les croyances et pratiques culturelles**: Comprendre et intégrer les diverses perspectives culturelles.
- **Décisions éthiques**: Naviguer dans les dilemmes comme la nutrition artificielle ou l'hydratation.

7. Auto-soin pour le professionnel
- Reconnaître l'épuisement émotionnel: Signes et symptômes du burnout.
- **Stratégies de résilience**: Techniques de relaxation, soutien entre pairs, supervision.
- **Debriefing après un décès**: Partager, réfléchir et apprendre de chaque expérience.

8. Post-mortem
- **Soins du corps**: Respect, dignité et procédures post-décès.
- **Soutien aux familles après le décès**: Accompagnement dans le deuil, ressources et orientations.

Prendre soin d'un patient en phase terminale dans un contexte aigu exige une combinaison unique de compétence technique et de compassion. Il est essentiel d'aborder chaque situation avec empathie, respect et ouverture, tout en offrant les meilleurs soins possibles pour assurer confort et dignité au patient et à sa famille.

La documentation et la confidentialité

Dans le secteur de la santé, la documentation précise et complète est cruciale, non seulement pour assurer une continuité des soins de qualité, mais aussi pour respecter les droits légaux et éthiques des patients. La confidentialité, quant à elle, est au cœur du rapport de confiance entre le patient et l'équipe soignante. Aborder ces thèmes dans un environnement de médecine aiguë, où l'urgence et la rapidité sont souvent de mise, nécessite un savoir-faire particulier.

1. Importance de la documentation
   - **Continuité des soins**: Comment une documentation précise favorise une prise en charge cohérente et coordonnée.
   - **Responsabilités légales**: L'aspect juridique de la documentation en médecine.
   - **Communication entre professionnels de santé**: Faciliter les échanges et les transitions entre équipes et services.
2. Éléments clés de la documentation
   - **Données d'identification**: Informations de base sur le patient.
   - **Évaluation initiale**: Premières observations, symptômes, signes vitaux.
   - **Plan de soins**: Interventions prévues, objectifs, traitements.
   - **Évolutions et suivis**: Mise à jour régulière de l'état du patient, réponses aux traitements.
   - **Notes spéciales**: Allergies, directives anticipées, décisions importantes.
   - **Transferts et sorties**: Informations à partager lors d'une transition de soins.
3. Principes de la confidentialité
   - **Respect des droits du patient**: Le droit à la vie privée et à la sécurité des informations personnelles.
   - **Réglementations et normes**: Législation locale et nationale, normes déontologiques.
   - **Conséquences d'une violation**: Implications juridiques, éthiques et professionnelles.
4. Gestion de l'information
   - **Stockage sécurisé**: Protéger les dossiers physiques et les systèmes électroniques.
   - **Accès limité**: S'assurer que seuls les professionnels autorisés ont accès aux données.

- **Transmission d'informations**: Partage sécurisé des données entre professionnels et établissements.
- **Destruction des données**: Procédures pour éliminer correctement les informations sensibles.

5. Défis particuliers en médecine aiguë
- **Urgences et confidentialité**: Gérer la vie privée dans des situations où le temps est essentiel.
- **Grandes équipes**: Coordination entre multiples intervenants tout en respectant la confidentialité.
- **Patients incapables de consentir**: Comment protéger leurs informations en l'absence de consentement explicite.

6. Consentement et partage d'informations
- **Obtenir le consentement éclairé**: Expliquer pourquoi et comment les informations seront utilisées.
- **Situations d'exception**: Quand et comment divulguer des informations sans consentement.
- **Familles et proches**: Naviguer dans la communication tout en respectant les droits du patient.

7. Formations et mises à jour
- **Se tenir informé**: Évolutions législatives, technologies, meilleures pratiques.
- **Formations continues**: Ateliers, séminaires, certifications.
- **Retours d'expérience**: Apprendre des erreurs passées pour améliorer les pratiques futures.

8. Auto-évaluation et audits
- **Vérifications internes**: Assurer le respect des normes de documentation et de confidentialité.
- **Retours constructifs**: Utiliser les audits pour identifier les domaines d'amélioration.
- **Collaboration interdisciplinaire**: Travailler ensemble pour renforcer les pratiques.

La documentation et la confidentialité sont des piliers de la pratique infirmière, particulièrement en médecine aiguë. Une attention méticuleuse à ces aspects garantit non seulement des soins de qualité mais renforce aussi la confiance et le respect mutuels entre le patient et l'équipe soignante.

Chapitre 7.
LES OUTILS ET TECHNOLOGIES EN MÉDECINE AIGUË

Moniteurs et machines de surveillance vitale

En médecine aiguë, surveiller étroitement les signes vitaux d'un patient peut faire la différence entre la vie et la mort. Les infirmiers sont souvent en première ligne de cette surveillance, reliant le patient à des dispositifs techniques sophistiqués. Ces machines, tout en étant essentielles, requièrent une compréhension approfondie de leur fonctionnement, des interprétations des données qu'elles fournissent, et des interventions appropriées basées sur ces données.

1. Introduction à la surveillance vitale
   - **Pourquoi surveiller?**: Importance de la surveillance continue en médecine aiguë.
   - **Histoire et évolution**: De la palpation manuelle à la technologie avancée.
2. Les moniteurs cardiaques
   - **Électrocardiogramme (ECG)**: Comprendre les ondes, les intervalles, et leurs significations.
   - **Reconnaissance des arythmies**: Identifier et intervenir en cas d'arythmies cardiaques courantes.
   - **Pacemakers temporaires**: Utilisation, surveillance et potentiels problèmes.
3. Moniteurs de pression artérielle
   - **Mesure non invasive (MNI)**: Sphygmomanomètres automatiques et leurs applications.
   - **Mesure invasive**: Cathéters artériels, indications, complications potentielles.

4. Surveillance de l'oxygénation
- **Oxymétrie de pouls**: Principes, avantages et limitations.
- **Analyse des gaz du sang**: Comprendre PaO_2, SaO_2, $PaCO_2$ et leur importance.
- **Capnographie**: Surveillance du CO_2 expiré, indications et interprétations.

5. Surveillance respiratoire
- **Moniteurs de fréquence respiratoire**: Technologie, précision, et problèmes courants.
- **Ventilateurs**: Modes, paramètres, alarmes et interventions courantes.

6. Surveillance de la température
- **Thermistors et thermocouples**: Comment ils fonctionnent et où ils sont placés.
- **Hypothermie et hyperthermie**: Reconnaître, comprendre et intervenir.

7. Autres dispositifs de surveillance
- Moniteurs d'ICP (pression intracrânienne): Indications, lecture et interventions.
- **Débit cardiaque**: Méthodes de mesure, interprétation et implications cliniques.
- **Surveillance du débit urinaire**: Cathéters vésicaux, importance du débit urinaire en médecine aiguë.

8. Alarmes et leur gestion
- **Importance des alarmes**: Pourquoi elles existent et quand elles se déclenchent.
- **Fatigue liée aux alarmes**: Phénomène, conséquences et stratégies d'atténuation.
- **Configuration et personnalisation**: Régler les seuils d'alarme selon les besoins du patient.

9. Maintenance et dépannage
- **Contrôles quotidiens**: Vérifications de routine pour s'assurer du bon fonctionnement des équipements.
- **Problèmes courants**: Signes de dysfonctionnement et étapes de dépannage de base.

- **Quand faire appel à un technicien**: Reconnaître les limites de l'intervention infirmière.
10. Éthique et technologie
    - **Dépendance à la technologie**: Trouver un équilibre entre confiance en la machine et évaluation clinique.
    - **Respect du patient**: Garantir la dignité et la confidentialité malgré la surveillance constante.
    - **Formation continue**: Nécessité de se tenir à jour avec les évolutions technologiques.

La surveillance vitale est une composante essentielle des soins en médecine aiguë. Les infirmiers doivent maîtriser ces outils pour offrir des soins sûrs et efficaces, tout en gardant à l'esprit le patient derrière chaque tracé, chaque chiffre et chaque alarme.

L'utilisation des défibrillateurs et pacemakers temporaires

Les défibrillateurs et pacemakers temporaires sont des dispositifs cruciaux dans la gestion des urgences cardiaques. Ces appareils peuvent rétablir le rythme cardiaque et sauver des vies en situations critiques. Bien qu'essentiels, ils nécessitent une connaissance approfondie de la part des infirmiers afin d'être utilisés de manière efficace et sécuritaire.

1. Introduction à la défibrillation et la stimulation cardiaque
    - **Définition et principes de base**: Comprendre ce que sont la défibrillation et la stimulation cardiaque.
    - **Indications**: Reconnaître les situations où ces dispositifs sont nécessaires.
2. Les défibrillateurs
    - **Fonctionnement**: Comprendre la technologie derrière la défibrillation.

- **Types de défibrillateurs**: Automatique externe (DEA), semi-automatique et manuel.
- **Électrodes et placement**: Importance de la localisation et technique correcte.
- **Protocoles de réanimation**: Algorithme de ressuscitation cardiaque et rôle de la défibrillation.
- **Maintenance et contrôle**: Assurer le bon fonctionnement de l'appareil.

3. Pacemakers temporaires
- **Pourquoi un pacemaker temporaire?**: Indications cliniques et avantages.
- **Fonctionnement**: Principes de base de la stimulation cardiaque.
- **Insertion**: Voie transcutanée versus voie transveineuse.
- **Réglages et paramètres**: Comprendre les modes, les seuils et les autres paramètres.
- **Complications et gestion**: Reconnaître et intervenir face aux complications courantes.

4. Interface avec d'autres dispositifs
- **Interaction avec les moniteurs cardiaques**: Interprétation des tracés ECG lors de l'utilisation d'un pacemaker.
- **Utilisation simultanée avec d'autres dispositifs**: Combinaison avec des défibrillateurs implantables, par exemple.

5. Situations spéciales
- **Défibrillation chez des patients particuliers**: Enfants, femmes enceintes, porteurs d'un dispositif cardiaque implantable.
- **Pacemakers temporaires en post-opératoire**: Indications et gestion après une chirurgie cardiaque.

6. Aspects éthiques et législatifs
- **Consentement éclairé**: S'assurer que le patient ou sa famille comprenne l'intervention.
- **Décisions de fin de vie et réanimation**: Respecter les souhaits du patient concernant la ressuscitation.

- **Responsabilités professionnelles**: Connaître les limites et responsabilités légales liées à l'utilisation de ces dispositifs.

7. Formation et compétence
   - **Importance de la formation continue**: Se tenir à jour avec les évolutions technologiques et cliniques.
   - **Simulations et ateliers**: Importance de la pratique régulière pour maintenir les compétences.
   - **Certifications**: Obtenir et renouveler les certifications nécessaires pour l'utilisation de ces dispositifs.

8. Conclusion et perspectives
   - **Évolutions futures**: Les avancées technologiques en matière de défibrillation et de stimulation cardiaque.
   - **Rôle central de l'infirmier**: Souligner l'importance de l'infirmier dans la prise en charge des urgences cardiaques et la gestion de ces dispositifs.

L'utilisation efficace des défibrillateurs et pacemakers temporaires demande à la fois une expertise technique et une sensibilité clinique. Les infirmiers, en tant que piliers des soins aigus, jouent un rôle essentiel pour garantir que ces dispositifs soient utilisés de manière optimale et sécuritaire, tout en respectant les besoins et les droits des patients.

Innovations technologiques : de la télémédecine aux dispositifs portables

Dans l'ère du numérique, la médecine évolue à une vitesse fulgurante, modifiant en profondeur les pratiques cliniques et le paysage des soins. Des consultations virtuelles aux dispositifs de surveillance que les patients peuvent porter, les innovations technologiques promettent une médecine plus accessible, personnalisée et efficiente. Les infirmiers, acteurs clés du système de santé, se trouvent en première ligne de cette révolution.

1. La télémédecine : définition et portée
   - **Qu'est-ce que la télémédecine?**: Introduction aux concepts de base.
   - **Avantages et inconvénients**: Poids de la technologie face à l'interaction humaine.
   - **Les différentes formes**: De la téléconsultation à la télésurveillance.
2. La téléconsultation
   - **Fonctionnement**: Comment se déroule une consultation à distance?
   - **Outils et plateformes**: Les technologies derrière la téléconsultation.
   - **Limites et défis**: Les situations où la présence physique est indispensable.
3. Dispositifs portables et applications de santé
   - **Les montres et bracelets connectés**: Suivi du rythme cardiaque, de l'activité physique, du sommeil...
   - **Applications de suivi médical**: Gestion du diabète, suivi de la tension, rappels médicamenteux...
   - **Implications pour les infirmiers**: Comment intégrer ces données dans le suivi du patient?
4. Télésurveillance médicale
   - **Dispositifs à domicile**: Moniteurs cardiaques, tensiomètres, spiromètres connectés...
   - **Transmission et analyse des données**: Comment les données sont-elles envoyées et interprétées par les professionnels de santé?
   - **Interventions à distance**: Actions possibles sans présence physique.
5. Réalité virtuelle et augmentée en santé
   - **Applications thérapeutiques**: Traitement de la douleur, thérapies cognitives, rééducation...

- **Formation médicale et infirmière**: Simulations, scénarios d'urgence, anatomie virtuelle...

6. Intelligence artificielle (IA) et robotique
   - **IA en diagnostic**: Aide au diagnostic, interprétation d'images médicales.
   - **Robots assistants**: Aide aux soins, transport de matériel, interaction avec les patients.
   - **Éthique et IA**: Quelles limites pour la machine en médecine?

7. L'importance de la sécurité des données
   - **Protection des données personnelles**: Réglementations et bonnes pratiques.
   - **Cybersécurité**: Protéger les informations des patients contre les menaces externes.

8. Aspects éthiques des technologies en santé
   - **Equité d'accès**: Tous les patients ont-ils accès à ces technologies?
   - **Relation soignant-soigné à l'ère numérique**: Conserver l'humanité dans les soins.

9. Implications pour la formation infirmière
   - **Intégration des technologies dans les cursus**: Former les futurs infirmiers à ces outils.
   - **Formation continue**: Se tenir à jour face à l'évolution rapide des technologies.

10. Conclusion et perspectives
    - **La technologie comme alliée, pas comme remplaçante**: Garder l'humain au cœur de la médecine.
    - **Challenges futurs**: Anticiper les évolutions à venir et leurs implications pour la pratique infirmière.

Alors que la technologie transforme la médecine, c'est la combinaison de ces outils innovants avec l'expertise, la compassion et l'humanité des infirmiers qui fera la différence. Ces innovations promettent d'apporter des soins plus proactifs, préventifs et personnalisés tout en mettant l'accent sur la collaboration et la communication entre les soignants et les patients.

Chapitre 8.
MÉDICAMENTS COURANTS ET ADMINISTRATION

Classes de médicaments essentielles en médecine aiguë

La médecine aiguë exige souvent des interventions rapides et efficaces pour traiter ou stabiliser les patients. Les médicaments jouent un rôle crucial à cet égard. Les infirmiers doivent posséder une connaissance approfondie des classes de médicaments essentielles utilisées couramment en médecine aiguë pour assurer une administration sécuritaire et optimale.

1. Introduction
   * Importance de la pharmacologie en médecine aiguë
   * Rôle de l'infirmier dans l'administration et la surveillance des médicaments
2. Les analgésiques
   * **Opiacés**: Morphine, Fentanyl, Oxycodone...
   * Anti-inflammatoires non stéroïdiens (AINS): Ibuprofène, Naproxène...
   * Paracétamol (Acétaminophène)
3. Médicaments cardiovasculaires
   * **Antiarythmiques**: Amiodarone, Lidocaïne...
   * **Antihypertenseurs**: Bêta-bloquants, Diurétiques, Inhibiteurs de l'ECA...
   * **Vasopresseurs**: Adrénaline (Épinéphrine), Noradrénaline (Norepinephrine)...
4. Médicaments respiratoires
   * **Bronchodilatateurs**: Salbutamol, Ipratropium...
   * **Stéroïdes inhalés**: Budesonide, Fluticasone...
   * Antagonistes des leucotriènes: Montélukast...

5. Médicaments neurologiques
   - **Anticonvulsivants**: Diazépam, Phénytoïne...
   - Sédatifs et anxiolytiques: Midazolam, Lorazépam...
6. Médicaments gastro-intestinaux
   - **Antiémétiques**: Métoclopramide, Ondansétron...
   - **Antiulcéreux**: Omeprazole, Ranitidine...
7. Antibiotiques et antiviraux
   - Céphalosporines, Pénicillines, Macrolides...
   - Antirétroviraux pour les infections sévères: Oseltamivir...
8. Médicaments métaboliques et endocriniens
   - Insulines et antidiabétiques oraux: Metformine, Glibenclamide...
   - Hormones thyroïdiennes et antithyroïdiennes: Lévothyroxine, Propylthiouracile...
9. Agents de réanimation
   - **Agonistes adrénergiques**: Adrénaline, Noradrénaline...
   - **Antagonistes**: Naloxone pour les surdoses d'opioïdes...
10. Médicaments hématologiques
    - **Anticoagulants**: Héparine, Warfarine...
    - Agents antiplaquettaires: Aspirine, Clopidogrel...
11. Électrolytes et substituts
    - Solutions salines, Potassium, Bicarbonate de sodium...
12. Conclusion
    - **Administration sécuritaire**: Double vérification, prévention des erreurs.
    - **Surveillance des effets secondaires**: Connaissance des interactions médicamenteuses, des signes de surdosage ou de réactions allergiques.

Les médicaments sont une composante vitale des interventions en médecine aiguë. L'infirmier, par sa formation et son expérience, est idéalement placé pour administrer ces médicaments en toute sécurité, surveiller leurs effets, et éduquer les patients sur leur utilisation. Une connaissance approfondie des classes de médicaments essentielles et de leurs implications cliniques est donc primordiale pour assurer des soins optimaux aux patients.

Principes d'administration et de surveillance

L'administration de médicaments en médecine aiguë est une compétence cruciale pour les infirmiers. Avec le potentiel de causer un préjudice, voire des conséquences fatales, une administration précise et une surveillance attentive sont impératives. Comprendre les principes fondamentaux d'administration et de surveillance garantit que les patients reçoivent les soins les plus sûrs et les plus efficaces possibles.

1. Introduction
   - L'importance d'une administration sécuritaire
   - La relation entre administration et surveillance
2. Les cinq "bons" de l'administration médicamenteuse
   - **Bon patient**: S'assurer de l'identité du patient avant toute administration.
   - **Bon médicament**: Vérification de l'étiquette, du médicament prescrit et de son intégrité.
   - **Bonne dose**: Vérification des dosages prescrits et préparés.
   - **Bonne voie**: Assurer la voie d'administration appropriée (orale, IV, IM...).
   - **Bon moment**: Respect des horaires et des besoins spécifiques du patient.
3. Techniques d'administration
   - **Oral**: Comprimés, liquides, gélules...
   - **Injectable**: Intraveineuse, intramusculaire, sous-cutanée...

- **Topique**: Crèmes, gels, patchs...
- **Inhalée**: Aérosols, dispositifs à poudre...

4. Contrôle et double vérification
- **Médicaments à haut risque**: Héparine, insuline, médicaments pour l'anesthésie...
- **Procédures pour la double vérification**: Quand et comment effectuer.

5. Surveillance post-administration
- **Effets thérapeutiques attendus**: Reconnaître lorsque le médicament a l'effet désiré.
- **Effets secondaires courants**: Savoir quoi chercher en fonction du médicament administré.
- **Signes de surdosage**: Symptômes spécifiques à surveiller.

6. Interactions médicamenteuses
- **Connaissance des médicaments communs qui interagissent**: Par exemple, les anticoagulants avec certains antibiotiques.
- **Conséquences potentielles d'interactions**: Réactions adverses, diminution de l'efficacité...

7. Éducation du patient
- **Expliquer le médicament**: Ce qu'il fait, pourquoi il est administré.
- **Effets secondaires possibles**: Informer le patient de ce à quoi s'attendre.
- **Adhésion au traitement**: Conseils pour aider le patient à suivre le régime thérapeutique.

8. Documentation
- **Importance d'une documentation précise**: Qui, quoi, quand, comment, et pourquoi.
- **Rapports d'incident**: Quand et comment signaler une erreur ou un événement indésirable.

9. Autres considérations
- **Considérations culturelles**: Respecter les croyances et les besoins spécifiques des patients.
- **Patients à besoins spéciaux**: Enfants, personnes âgées, personnes handicapées...

10. Conclusion
- L'importance d'une mise à jour constante des connaissances: Formation continue, séminaires, ateliers.

Les infirmiers sont souvent le dernier maillon de la chaîne entre la prescription médicamenteuse et le patient. Une administration appropriée et une surveillance rigoureuse sont essentielles pour garantir non seulement l'efficacité du traitement, mais aussi la sécurité du patient. La compréhension et la maîtrise de ces principes fondamentaux garantissent que les soins prodigués sont de la plus haute qualité possible.

Gérer les réactions adverses et les interactions médicamenteuses

Les réactions adverses et les interactions médicamenteuses sont des préoccupations majeures pour les professionnels de santé en médecine aiguë. Ces incidents peuvent compromettre l'efficacité du traitement, augmenter la morbidité et même, dans les cas graves, entraîner la mort. Les infirmiers sont en première ligne pour identifier, gérer et prévenir ces événements.

1. Introduction
- Définition des réactions adverses et des interactions médicamenteuses
- Importance de la détection précoce et de la prise en charge
2. Comprendre les réactions adverses
- **Types de réactions**: Allergiques, toxiques, idiosyncrasiques...
- **Identification des symptômes**: Éruptions cutanées, difficultés respiratoires, altérations cardiaques...

- **Intervention rapide**: Premiers soins, médicaments antidotes, protocoles d'urgence...

3. Interactions médicamenteuses: comprendre les mécanismes

- **Interactions pharmacodynamiques**: Deux médicaments ayant des effets similaires ou opposés.
- **Interactions pharmacocinétiques**: Modifications de l'absorption, du métabolisme, de la distribution ou de l'excrétion.
- **Interactions alimentaires**: Aliments qui peuvent altérer l'effet d'un médicament.

4. Identifier les patients à risque

- **Polymédication**: Risque accru chez les patients prenant plusieurs médicaments.
- **Populations spéciales**: Personnes âgées, enfants, femmes enceintes...
- **États pathologiques concomitants**: Insuffisance hépatique ou rénale, maladies cardiaques...

5. Prévention des interactions médicamenteuses

- **Revue complète des médicaments**: À l'admission, lors des changements thérapeutiques.
- **Utilisation de logiciels et bases de données**: Aide à la détection et prévention des interactions potentielles.
- **Éducation du patient**: Informer sur les risques et les signes d'interactions.

6. Gestion des interactions identifiées

- **Adaptation du traitement**: Changement de médicament, ajustement des dosages.
- **Surveillance accrue**: Monitorage des paramètres vitaux, des tests sanguins.
- **Documentation et communication**: Informer l'équipe médicale, le patient, la famille.

7. Éducation et formation continue pour les infirmiers

- **Mises à jour régulières**: Nouveaux médicaments, nouvelles interactions.

- **Scénarios de simulation**: Pratiquer la réponse à différentes situations.
- **Échanges interprofessionnels**: Apprendre des expériences et connaissances des collègues.

8. L'importance de la déclaration
- **Systèmes de signalement**: Notifier les réactions adverses et interactions aux autorités sanitaires.
- **Apprendre des erreurs**: Analyse des incidents pour éviter leur répétition.

9. Conclusion
- **Rôle crucial de l'infirmier**: Détection, intervention, éducation.
- Importance d'une collaboration étroite avec l'équipe médicale: Travail d'équipe pour la sécurité du patient.

La prise en charge des réactions adverses et des interactions médicamenteuses est un élément essentiel de la pratique infirmière en médecine aiguë. En restant informés, vigilants et proactifs, les infirmiers peuvent grandement contribuer à la sécurité et à l'efficacité du traitement des patients.

Chapitre 9.
GESTION DES VOIES D'ACCÈS INTRAVEINEUSES

Types de cathéters et indications

Les cathéters sont des dispositifs médicaux couramment utilisés en médecine pour diverses raisons. Leur choix dépend de l'indication clinique, de la durée d'utilisation souhaitée et de l'accès anatomique requis. Voici un aperçu des différents types de cathéters et de leurs indications principales.

1. Introduction
   - Définition d'un cathéter
   - Importance de choisir le bon cathéter pour la bonne indication
2. Cathéters veineux périphériques (CVP)
   - **Description**: Courts tubes insérés dans une veine périphérique, souvent sur le bras.
   - **Indications**: Administration à court terme de médicaments, fluides, transfusions, prélèvements sanguins.
   - **Limitations**: Risque d'irritation veineuse avec certains médicaments.
3. Cathéters veineux centraux (CVC)
   - **Description**: Tubes plus longs insérés dans une veine majeure, souvent la veine jugulaire interne, sous-clavière ou fémorale.
   - **Indications**: Administration de médicaments irritants, nutrition parentérale totale, accès à long terme.
      - Types particuliers:
      - Cathéter Hickman/Broviac: Pour un usage prolongé.

- **Port-a-Cath (PAC)**: Implanté sous la peau, pour une utilisation à long terme.
- **Cathéter Swan-Ganz (cathéter pulmonaire)**: Mesure des pressions cardiaques et pulmonaires.

4. Cathéters artériels
- **Description**: Insérés dans une artère, souvent l'artère radiale ou fémorale.
- **Indications**: Monitorage continu de la pression artérielle, prélèvement d'échantillons sanguins artériels.

5. Cathéters urinaires (sondes vésicales)
- **Description**: Tubes insérés dans la vessie via l'urètre.
- **Indications**: Rétention urinaire, monitorage du débit urinaire, interventions chirurgicales.
  - Types:
  - **Sonde à demeure**: Pour une utilisation à long terme.
  - **Sonde de Nelaton**: Pour un drainage ponctuel.
  - **Sonde de Foley**: Dispose d'un ballonnet pour maintenir le cathéter en place.

6. Cathéters périduraux et rachidiens
- **Description**: Insérés dans l'espace péridural ou intrathécal de la colonne vertébrale.
- **Indications**: Anesthésie, administration de médicaments analgésiques.

7. Cathéters d'hémodialyse
- **Description**: Tubes à gros calibre pour le flux sanguin rapide nécessaire à la dialyse.
- **Indications**: Hémodialyse, hémofiltration.

8. Cathéters d'aspiration
- **Description**: Utilisés pour aspirer les sécrétions.
- **Indications**: Aspiration bronchique, drainage de collections liquidiennes.

9. Cathéters d'alimentation
- **Description**: Insérés dans l'estomac ou l'intestin.
- **Indications**: Alimentation entérale à long terme.

- Types:
  - **Gastrostomie**: Tube inséré directement dans l'estomac.
  - **Jéjunostomie**: Tube inséré dans le jéjunum.
10. Conclusion
  - **Importance du choix approprié**: Assurer la sécurité et l'efficacité de la prise en charge.
  - **Entretien et soins**: Prévenir les infections et complications.

Comprendre les différents types de cathéters et leurs indications est essentiel pour les professionnels de santé afin de garantir la meilleure prise en charge possible des patients tout en minimisant les risques associés.

Complications potentielles et leur gestion

L'utilisation de cathéters, bien que courante et souvent vitale en médecine, n'est pas sans risques. Les infirmiers doivent être attentifs à ces complications potentielles et savoir comment les gérer efficacement.

1. Introduction
  - Importance de la surveillance des cathéters
  - Prévention comme première étape
2. Complications infectieuses
  - **Infections locales**: Rougeur, gonflement, pus au site d'insertion.
  - **Gestion**: Retrait du cathéter, cultures microbiennes, administration d'antibiotiques.
  - **Bactériémie et septicémie**: Infection qui se propage dans la circulation sanguine.
  - **Gestion**: Retrait du cathéter, antibiotiques systémiques, prise en charge du choc septique.

3. Complications mécaniques
- **Obstruction du cathéter**: Diminution du débit, impossibilité de retirer ou d'injecter des fluides.
- **Gestion**: Lavage à l'aide de solutions appropriées, parfois retrait et remplacement du cathéter.
- **Rupture ou fuite**: Fuite de fluides à l'extérieur du cathéter.
- **Gestion**: Arrêt de l'utilisation, sécurisation du site, remplacement du cathéter.
- **Migration du cathéter**: Déplacement du cathéter de son emplacement initial.
- **Gestion**: Confirmation par imagerie, repositionnement ou retrait.

4. Complications thrombotiques
- **Thrombose veineuse**: Caillot sanguin formé autour du cathéter.
- **Gestion**: Anticoagulants, éventuellement retrait du cathéter, prévention par des lavages réguliers.
- **Embolie**: Libération d'un caillot dans la circulation sanguine.
- **Gestion**: Anticoagulants, surveillance cardiaque et pulmonaire.

5. Complications liées à l'air
- **Embolie gazeuse**: Entrée d'air dans la circulation via le cathéter.
- **Gestion**: Position en décubitus latéral gauche et Trendelenburg, administration d'oxygène, parfois aspiration de l'air par le cathéter.

6. Complications traumatiques
- **Perforation**: Un organe ou un vaisseau est perforé lors de l'insertion du cathéter.
- **Gestion**: Retrait du cathéter, surveillance étroite, chirurgie en cas de besoin.
- **Hématomes**: Accumulation de sang au site d'insertion.

- **Gestion**: Compression, surveillance de l'évolution, évacuation chirurgicale si nécessaire.

7. Complications chimiques
  - **Phlébite chimique**: Irritation de la veine due à un médicament ou une solution.
  - **Gestion**: Arrêt de l'administration, application de compresses chaudes, surveillance, éventuellement retrait du cathéter.

8. Complications neurologiques
  - **Lésions nerveuses**: Surtout en cas de cathéter péridural ou rachidien.
  - **Gestion**: Retrait du cathéter, surveillance des symptômes, consultation neurologique.

9. Prévention des complications
  - Techniques d'insertion stériles
  - Formations régulières pour le personnel médical
  - Surveillance régulière et soins appropriés du site d'insertion
  - Éducation du patient

Les complications associées aux cathéters sont variées et nécessitent une vigilance constante de la part des professionnels de santé. Une formation appropriée, une technique rigoureuse et une surveillance continue peuvent minimiser ces risques et garantir la sécurité des patients.

Administration de médicaments par voie intraveineuse

L'administration de médicaments par voie intraveineuse (IV) est une pratique courante dans le domaine médical, en particulier dans les situations aiguës. Elle permet une action rapide du médicament, mais nécessite une connaissance approfondie et une attention particulière pour éviter des complications.

1. Introduction
   - **Avantages de la voie intraveineuse**: Absorption rapide, doses précises, utilisation de solutions de grand volume ou de médicaments irritants.
   - **Responsabilités de l'infirmier**: Sélection appropriée du site d'injection, préparation adéquate du médicament, surveillance du patient.
2. Types d'administration IV
   - **Bolus ou injection directe**: Administration rapide d'une faible quantité de médicament.
   - **Perfusion continue**: Administration constante et régulière de médicaments ou de solutés.
   - **Perfusion intermittente**: Administration de doses de médicaments à intervalles réguliers.
3. Préparation du médicament
   - **Vérification de la prescription**: Confirmation de la dose, du médicament et de la voie d'administration.
   - **Hygiène des mains**: Lavage des mains avant toute manipulation.
   - **Préparation dans un environnement stérile**: Utilisation de techniques aseptiques pour éviter la contamination.
   - **Vérification du médicament**: Expiration, intégrité, précipitation ou décoloration du produit.
4. Sélection et préparation du site d'injection
   - **Choix de la veine**: Préférence pour les veines du dos de la main, de l'avant-bras ou du coude.
   - **Évaluation du site**: Éviter les zones endommagées, enflées ou douloureuses.
   - **Désinfection du site**: Utilisation d'un antiseptique en suivant un mouvement circulaire du centre vers l'extérieur.
5. Insertion de la voie IV
   - **Technique aseptique**: Port de gants stériles.
   - **Insertion du cathéter**: Avec un angle de 15-30 degrés par rapport à la peau, ajustement à un angle moins aigu une fois dans la veine.

- **Confirmation de la position**: Retour de sang dans la tubulure du cathéter.
- **Fixation du cathéter**: Utilisation de pansements stériles et transparents.

6. Administration du médicament
- **Vérification du débit de perfusion**: Ajustement selon la prescription médicale.
- **Surveillance pendant l'administration**: Observation des signes de complications, comme une infiltration ou une phlébite.
- **Rinçage**: Après l'administration, utilisation d'une solution saline pour assurer la livraison complète du médicament et maintenir la perméabilité du cathéter.

7. Surveillance post-administration
- **Observation des effets du médicament**: Signes d'efficacité ou d'effets secondaires.
- **Surveillance du site d'insertion**: Recherche de signes d'infection, d'infiltration ou d'irritation.

8. Retrait de la voie IV
- Hygiène des mains: Avant le retrait.
- **Retrait doux**: Avec un mouvement continu tout en appliquant une pression avec une compresse stérile.
- **Pansement**: Application sur le site pour prévenir les saignements.

9. Complications et leur gestion
- Phlébite, infiltration, extravasation, embolie gazeuse, infection.
- Prévention et intervention.

L'administration de médicaments par voie intraveineuse est une compétence essentielle pour les infirmiers travaillant en médecine aiguë. Une compréhension approfondie des techniques, une préparation minutieuse et une surveillance attentive sont essentielles pour garantir la sécurité et l'efficacité de cette forme d'administration.

Chapitre 10.
PRISE EN CHARGE
DES PATIENTS SPÉCIFIQUES

Pédiatrie :
l'enfant en situation aiguë

La pédiatrie est un univers à part entière dans le monde médical, marqué par sa propre dynamique, ses challenges, et ses moments touchants. Lorsqu'il s'agit de prendre en charge un enfant en situation aiguë, chaque seconde compte, chaque décision est cruciale, mais tout doit être fait avec une douceur adaptée à ces patients particulièrement vulnérables.

Il est essentiel de comprendre que les enfants ne sont pas simplement des "petits adultes". Leur physiologie, leur anatomie et leur psychologie présentent des spécificités qui demandent une approche adaptée. Par exemple, leurs voies respiratoires plus étroites peuvent se bloquer plus facilement, et leur cœur bat souvent plus rapidement au repos que celui d'un adulte. Ces différences, bien que subtiles, peuvent influencer l'évolution d'une maladie ou la réponse à un traitement.

La première interaction avec un enfant en détresse nécessite une évaluation soignée, souvent guidée par l'approche ABCDE, adaptée pour la pédiatrie. Tout en évaluant l'état de l'enfant, l'infirmier doit être conscient des constantes vitales pédiatriques normales, qui varient considérablement selon l'âge. Une fréquence cardiaque qui serait considérée comme élevée pour un adulte peut être tout à fait normale pour un enfant.

L'une des compétences les plus précieuses en pédiatrie est la capacité à communiquer efficacement avec l'enfant et sa famille. Un nourrisson ne peut pas exprimer sa douleur ou son inconfort de la même manière qu'un adolescent. De même, un enfant d'âge préscolaire pourrait être terrifié par un équipement médical alors qu'un plus âgé pourrait être curieux. Dans chaque situation, il est essentiel de rassurer, d'informer et d'impliquer les parents, qui sont souvent la clé pour comprendre les besoins et les sentiments de leur enfant.

La douleur, omniprésente dans l'environnement médical, prend une nouvelle dimension lorsqu'il s'agit d'enfants. Elle doit être évaluée avec des outils adaptés à l'âge de l'enfant et traitée avec une combinaison de médicaments et de techniques non médicamenteuses. C'est une expérience douloureuse pour un parent de voir son enfant souffrir, et l'équipe médicale doit œuvrer main dans la main avec la famille pour soulager cette douleur.

La diversité des affections aiguës en pédiatrie est vaste, allant des infections courantes comme la gastroentérite ou l'otite aux situations plus graves comme les traumatismes ou les intoxications. Chaque scénario requiert des connaissances spécifiques et une rapidité d'action.
L'administration de médicaments à un enfant est un exercice délicat. Les erreurs peuvent être fatales. La posologie, généralement basée sur le poids de l'enfant, doit être vérifiée avec rigueur, et chaque médicament administré avec prudence.

La prise en charge de l'enfant en situation aiguë est un défi qui nécessite expertise, douceur, et une communication efficace. Dans cet univers où la fragilité côtoie l'espoir, chaque professionnel de santé joue un rôle crucial pour offrir le meilleur à ces petits patients.

Gérontologie :
le patient âgé en médecine aiguë

Dans le vaste monde de la médecine, la prise en charge du patient âgé en situation aiguë présente ses propres défis, nuances et particularités. À mesure que la population mondiale vieillit, les professionnels de la santé sont de plus en plus souvent confrontés à des situations complexes où les effets du vieillissement interagissent avec des affections aiguës, créant une mosaïque de symptômes et de besoins qui requièrent une approche holistique.

Il est courant de dire que les personnes âgées ne sont pas simplement des "adultes plus âgés". En effet, le vieillissement s'accompagne de changements physiologiques, anatomiques et psychosociaux qui peuvent affecter la manière dont une maladie se manifeste et évolue. Par exemple, le déclin de la fonction rénale peut modifier la manière dont un médicament est métabolisé, tandis que la perte de la masse musculaire peut influencer la mobilité et la force d'un individu.

L'un des défis majeurs en gérontologie est la polyspathologie. Les personnes âgées sont souvent atteintes de plusieurs maladies chroniques, qui peuvent interagir entre elles ou avec une nouvelle affection aiguë. Un patient peut être admis pour une pneumonie, mais c'est peut-être son diabète ou sa cardiopathie qui compliquera le tableau clinique. L'infirmier doit alors naviguer avec précaution dans cette mer complexe de symptômes et de médicaments, cherchant à offrir des soins optimaux tout en évitant les complications.

La communication avec le patient âgé en situation aiguë est également essentielle. Avec l'âge, des déficits cognitifs peuvent apparaître, rendant la compréhension ou l'expression plus difficiles. Il est crucial d'approcher le patient avec patience et empathie, de s'assurer qu'il comprend bien sa situation et les soins proposés. L'inclusion des proches, lorsqu'elle est possible, peut apporter un éclairage précieux sur les antécédents, les médicaments et les préférences du patient.

L'un des aspects les plus poignants de la prise en charge du patient âgé est la confrontation à la finitude. Les soins palliatifs et de fin de vie doivent souvent être envisagés, cherchant à offrir une qualité de vie maximale dans les moments où la guérison n'est plus possible. Dans ces moments délicats, l'infirmier devient un pilier, soutenant à la fois le patient et sa famille, guidant avec compassion et professionnalisme.

La gérontologie en médecine aiguë, c'est avant tout une affaire de cœur et d'esprit. Chaque patient est un livre d'histoires, de souvenirs et de leçons. À travers les défis médicaux et éthiques, l'infirmier a la chance inestimable de pouvoir offrir, même dans les moments les plus sombres, une lumière d'espoir, de dignité et de respect.

Patients avec des besoins spéciaux : handicap, santé mentale, etc.

Naviguer dans les méandres de la médecine aiguë est une tâche complexe pour tout professionnel de santé. Cependant, lorsqu'il s'agit de patients avec des besoins spéciaux, cette complexité atteint un niveau supérieur. Ces individus, qu'ils soient touchés par un handicap physique, cognitif, sensoriel ou des troubles de santé mentale, apportent avec eux une série de besoins uniques et une dynamique particulière.

Tout d'abord, abordons le spectre du handicap. Un patient atteint de paraplégie, par exemple, aura des besoins différents d'un patient atteint de surdité. La première chose que tout infirmier doit reconnaître est l'individu derrière le handicap. La connaissance et la familiarité avec le handicap sont importantes, mais elles doivent être combinées avec une approche centrée sur le patient, cherchant à comprendre ses besoins, ses désirs, et son vécu personnel.

Les patients atteints de troubles de santé mentale apportent un autre ensemble de défis. Des affections telles que la schizophrénie, la bipolarité ou la dépression majeure peuvent influencer la manière dont le patient perçoit sa maladie aiguë, comment il interagit avec le personnel soignant et comment il adhère au plan de traitement. L'infirmier doit être à la fois vigilant et empathique, cherchant à établir une relation de confiance tout en assurant la sécurité du patient et de l'équipe.

Ensuite, il y a les patients avec des déficiences cognitives, qu'il s'agisse de démence, de retard développemental ou d'autres conditions. Ces individus peuvent avoir des difficultés à comprendre ou à communiquer leurs symptômes, leurs douleurs ou leurs besoins. Une approche patiente et individualisée est cruciale, avec des outils de communication adaptés, qu'il s'agisse d'images, de gestes ou de technologies d'assistance.

La communication est le fil conducteur qui relie tous ces besoins spéciaux. Qu'il s'agisse d'un interprète pour un patient sourd, d'une approche de désescalade pour un patient en crise psychotique, ou d'une simple écoute attentive pour un patient anxieux, la capacité de l'infirmier à communiquer efficacement est essentielle.

Enfin, la formation et l'éducation continuent de jouer un rôle crucial. Le monde des besoins spéciaux est vaste et en constante évolution. Les infirmiers doivent rester à jour, rechercher des formations spécialisées et, surtout, apprendre de chaque interaction avec ces patients.

Lorsque l'on prend soin de patients avec des besoins spéciaux en médecine aiguë, la tâche peut sembler redoutable. Cependant, à travers la complexité et les défis, il y a des opportunités incroyables d'apprentissage, de croissance et de moments profondément humains. C'est dans ces interactions que l'essence même des soins infirmiers, celle de la compassion, de la compréhension et de l'altruisme, brille le plus brillamment.

Chapitre 11.
HYGIÈNE ET PRÉVENTION DES INFECTIONS

Principes d'hygiène en médecine aiguë

L'hygiène en médecine aiguë est une priorité absolue. Dans un environnement où les patients sont souvent vulnérables, avec des systèmes immunitaires affaiblis ou en proie à des infections, les protocoles d'hygiène stricts ne sont pas seulement souhaitables, ils sont vitaux. La rapidité des prises en charge et l'acuité des situations médicales amplifient la nécessité de pratiques d'hygiène irréprochables.

L'une des premières choses que l'on enseigne aux infirmiers est l'importance du lavage des mains. Si simple en apparence, ce geste est en réalité une première ligne de défense essentielle contre la propagation des infections. Les mains, en contact constant avec les patients, les dispositifs médicaux et l'environnement, sont le principal vecteur de transmission des agents pathogènes. Un lavage méticuleux, avec une technique appropriée et à des moments clés (avant et après chaque contact avec un patient, après avoir touché des surfaces potentiellement contaminées, etc.), peut faire toute la différence.

Ensuite, vient l'utilisation judicieuse des équipements de protection individuelle (EPI). Que ce soit des gants, des masques, des blouses ou des lunettes de protection, chaque élément a sa place et son moment. Ils ne servent pas seulement à protéger l'infirmier, mais aussi à prévenir la transmission croisée entre patients. Savoir quand et comment les utiliser, et surtout, comment les retirer correctement, est essentiel pour garantir leur efficacité.

La désinfection et la stérilisation des équipements sont également au cœur des principes d'hygiène. Dans un contexte aigu, les dispositifs médicaux, qu'il s'agisse de stéthoscopes, de moniteurs ou d'instruments chirurgicaux, doivent être rigoureusement nettoyés et stérilisés. Chaque outil a ses propres recommandations en matière de désinfection, et il est crucial de les suivre à la lettre.

La propreté de l'environnement est tout aussi cruciale. Les sols, les surfaces, la literie, tout doit être régulièrement nettoyé avec les désinfectants appropriés. Les protocoles de nettoyage doivent être rigoureusement suivis, en particulier dans les zones à haut risque comme les salles d'isolement ou les unités de soins intensifs.

Enfin, l'éducation et la formation continuent sont essentielles. Les agents pathogènes évoluent, tout comme nos connaissances et nos technologies. Les infirmiers doivent être informés des dernières avancées, des nouvelles souches bactériennes ou virales et des meilleures pratiques pour les combattre.

En médecine aiguë, l'urgence et la complexité des situations peuvent parfois donner l'impression que l'hygiène est secondaire. Pourtant, elle est au cœur de la pratique. Une bonne hygiène n'est pas seulement une question de propreté, c'est une question de sécurité, de qualité des soins et, ultimement, de respect pour le patient. Dans ce ballet incessant qu'est la médecine aiguë, l'hygiène est la chorégraphie silencieuse mais essentielle qui garantit la grâce et l'efficacité de chaque mouvement.

Prévention des infections nosocomiales

Les infections nosocomiales, aussi appelées infections associées aux soins, représentent un défi majeur pour le monde médical. Contractées lors d'un séjour dans une structure de soins, elles peuvent avoir des conséquences graves pour les patients, allant d'une guérison retardée à des complications sévères, voire mortelles. Dans le cadre effervescent de la médecine aiguë, où les patients sont particulièrement vulnérables et les interactions fréquentes, la prévention de ces infections est primordiale.

La **surveillance active** est la première étape. La mise en place d'un système de surveillance des infections dans chaque établissement permet de détecter rapidement toute augmentation inhabituelle d'infections, d'identifier les sources et de mettre en place des mesures correctives.

Le **lavage des mains** est, encore une fois, au premier rang des défenses. Utiliser du savon et de l'eau ou une solution hydro-alcoolique à des moments clés, tels que avant et après tout contact avec un patient, est un moyen simple mais puissant de réduire le risque.

La **gestion des cathéters et autres dispositifs invasifs** est essentielle. L'insertion, l'entretien et le retrait de ces dispositifs doivent suivre des protocoles stricts pour minimiser le risque d'infections. Chaque jour, une évaluation doit être faite pour déterminer si ces dispositifs sont toujours nécessaires, car leur présence prolongée augmente le risque d'infection.

Les **isolateurs et précautions d'isolement** sont également cruciaux. Lorsqu'un patient est connu ou suspecté d'être porteur d'un agent infectieux transmissible, des mesures d'isolement doivent être mises en place pour éviter la propagation de l'infection à d'autres patients, visiteurs ou personnel de santé.

La **prophylaxie antimicrobienne**, lorsque utilisée judicieusement, peut prévenir efficacement certaines infections. Cependant, son utilisation doit être basée sur des preuves scientifiques solides pour éviter la surutilisation et la résistance aux antibiotiques.

L'**entretien des locaux** est également fondamental. Les services de nettoyage doivent suivre des protocoles stricts pour assurer la désinfection des chambres, surtout après le départ d'un patient et avant l'arrivée d'un nouveau.

La **formation** du personnel est une composante essentielle. Tous les professionnels de santé, qu'il s'agisse d'infirmiers, de médecins ou d'agents d'entretien, doivent être régulièrement formés et informés des meilleures pratiques en matière de prévention des infections.

L'**engagement des patients et de leurs proches** peut aussi jouer un rôle. Les informer des mesures d'hygiène de base, tels que le lavage des mains, et les encourager à rappeler au personnel de le faire, renforce la culture de prévention.

Enfin, une **culture organisationnelle** axée sur la sécurité des patients est indispensable. Encourager la signalisation des incidents, sans crainte de réprimandes, et adopter une approche d'amélioration continue sont essentiels pour réduire les infections nosocomiales.

La prévention des infections nosocomiales est une responsabilité partagée entre tous les acteurs de la chaîne de soins. C'est un engagement quotidien, où chaque geste compte, et qui demande une vigilance constante. Dans ce combat, l'anticipation, la formation et la rigueur sont nos meilleurs alliés.

Importance de la vaccination pour le personnel

La vaccination du personnel soignant est un enjeu majeur pour la santé publique et la sécurité des patients. Les professionnels de santé sont en première ligne face aux maladies infectieuses et sont donc plus exposés aux risques de contamination. De plus, ils sont en contact constant avec des patients souvent vulnérables, ce qui les place au cœur d'une dynamique de transmission potentielle. La vaccination du personnel n'est pas seulement une protection individuelle; elle s'inscrit dans une stratégie collective de défense contre les épidémies.

- **Protection personnelle:** Les professionnels de santé sont exposés à une variété de pathogènes. Se faire vacciner réduit leur risque de contracter des maladies évitables par la vaccination, garantissant ainsi leur propre santé et leur capacité à continuer à travailler efficacement.
- **Réduction de la transmission:** Un professionnel de santé vacciné est moins susceptible de transmettre une maladie à ses patients, collègues ou à sa propre famille. Ceci est particulièrement crucial pour les patients à risque, tels que les nouveau-nés, les personnes âgées ou les immunodéprimés, qui peuvent développer des formes graves de certaines maladies.
- **Prévention des épidémies:** Dans un environnement hospitalier, la densité de population et la proximité des patients favorisent la propagation rapide des infections. En assurant une couverture vaccinale élevée parmi le personnel, on réduit le risque d'épidémies au sein de l'établissement.
- **Rôle modèle:** Les professionnels de santé jouent un rôle exemplaire dans la société. Lorsqu'ils se font vacciner, ils envoient un message fort à la population sur l'importance et la sécurité de la vaccination. Leur adhésion aux programmes de vaccination renforce la confiance du public.
- **Économies pour le système de santé:** Les maladies évitables par la vaccination peuvent entraîner des absences au travail, des hospitalisations prolongées et des complications qui engendrent des coûts additionnels pour le système de santé. La

vaccination du personnel soignant permet d'éviter ces coûts.

- **Obligation éthique:** Au-delà des arguments pragmatiques, il existe une dimension éthique à la vaccination du personnel soignant. Le serment d'Hippocrate stipule "D'abord, ne pas nuire". En se faisant vacciner, les professionnels de santé mettent ce principe en action, en s'assurant qu'ils ne sont pas un vecteur de maladies pour leurs patients.

- **Protection contre les nouveaux risques:** La médecine et les pathogènes évoluent constamment. Avec l'apparition de nouvelles maladies et la résurgence d'anciennes, il est crucial que le personnel soignant soit protégé et à jour avec les recommandations vaccinales.

La vaccination du personnel soignant est une démarche à la fois individuelle et collective, essentielle pour garantir la sécurité des patients, la sérénité des professionnels et la robustesse du système de santé. Dans un monde où les menaces infectieuses sont en constante évolution, la vaccination reste l'un de nos outils les plus efficaces et les plus fiables.

Chapitre 12.
LE RÔLE DE L'INFIRMIER PRATICIEN EN MÉDECINE AIGUË

Formation et qualification de l'infirmier praticien

L'infirmier praticien, parfois appelé "infirmier clinicien spécialisé" ou "infirmier praticien spécialisé" selon les pays, est un professionnel de santé qui jouit d'une formation avancée et d'une expertise clinique élargie. Il est capable de poser des diagnostics, de prescrire des traitements, d'initier des examens complémentaires et de participer activement à la prise en charge globale des patients, souvent en collaboration étroite avec les médecins et autres professionnels de santé. La trajectoire de formation et de qualification de l'infirmier praticien est exigeante et adaptée à ces responsabilités étendues.

- **Formation initiale en soins infirmiers:** La première étape pour devenir infirmier praticien est d'obtenir un diplôme en soins infirmiers. Cela se fait généralement dans le cadre d'un programme universitaire, d'une durée de trois à quatre ans, menant à un bachelor ou une licence en sciences infirmières.
- **Expérience clinique:** Avant de pouvoir s'inscrire à un programme d'infirmier praticien, il est souvent requis d'avoir plusieurs années d'expérience clinique en tant qu'infirmier. Cette expérience permet d'acquérir des compétences pratiques et une compréhension approfondie des soins aux patients.
- **Formation avancée:** La formation d'infirmier praticien est généralement de niveau master ou équivalent. Elle dure généralement deux ans, bien que

la durée puisse varier selon les pays et les spécialités. Cette formation comprend des cours théoriques avancés, des travaux de recherche et une formation clinique intense sous supervision.

- **Spécialisation:** Selon les pays et les institutions, il est possible de se spécialiser dans des domaines tels que la pédiatrie, la gériatrie, la psychiatrie, les soins aigus, la santé de la femme, etc. Ces spécialités nécessitent souvent des formations complémentaires et des stages cliniques spécifiques.
- **Certification:** Après avoir complété la formation, les infirmiers praticiens doivent souvent passer un examen de certification pour prouver leurs compétences. La certification est souvent reconnue par des organismes nationaux ou régionaux et peut nécessiter un renouvellement périodique, souvent associé à une formation continue.
- **Maintien des compétences:** La médecine évolue constamment. Les infirmiers praticiens sont donc tenus de suivre régulièrement des formations continues pour maintenir leurs compétences à jour et répondre aux exigences de re-certification.
- **Législation et cadre réglementaire:** Les rôles et responsabilités des infirmiers praticiens peuvent varier considérablement selon les pays et les régions. Il est essentiel d'être informé et de respecter le cadre réglementaire en vigueur.

La formation et la qualification de l'infirmier praticien sont conçues pour garantir une prise en charge optimale des patients. Ces professionnels apportent une valeur ajoutée à l'équipe médicale, notamment dans les contextes où l'accès aux médecins est limité ou dans des spécialités spécifiques. Ils représentent un maillon essentiel du système de santé, alliant compétence clinique, capacité de décision et proximité avec les patients.

Étendue des compétences et de la pratique

L'infirmier praticien (IP) est un professionnel clé dans la prise en charge médicale, servant de pont entre les infirmiers traditionnels et les médecins. Son champ de compétences et de pratique est vaste, adapté aux besoins complexes des systèmes de santé modernes. En tant que clinicien hautement qualifié, l'IP est doté d'une expertise qui lui permet d'agir à la fois en autonomie et en collaboration avec d'autres spécialistes.

- **Évaluation clinique avancée:** Les IPs sont formés pour réaliser des évaluations cliniques complètes, incluant la prise d'antécédents médicaux, l'examen physique, l'interprétation des symptômes et l'évaluation des besoins psychosociaux du patient.
- **Diagnostic:** Dans de nombreux pays, les IPs ont le droit de poser des diagnostics, d'identifier les maladies, les troubles ou les affections à partir des symptômes présentés par le patient.
- **Prescription:** Selon la réglementation locale, l'IP peut avoir le droit de prescrire des médicaments, des traitements ou des thérapies, ainsi que d'ordonner des tests de diagnostic, tels que des analyses sanguines, des radiographies ou des échographies.
- **Procédures médicales:** Certains IPs sont formés à réaliser des procédures médicales spécifiques, comme des sutures, des biopsies, des intubations ou l'insertion de cathéters.
- **Orientation et collaboration:** L'IP est souvent un point central de liaison entre le patient et d'autres spécialistes. Il peut orienter le patient vers d'autres professionnels pour une prise en charge spécialisée, tout en assurant un suivi cohérent des soins.
- **Éducation et promotion de la santé:** Outre le soin direct, les IPs jouent un rôle crucial dans l'éducation

des patients, les aidant à comprendre leur état de santé, les traitements proposés, et les encourageant à adopter des comportements sains.

- **Recherche et évaluation:** Beaucoup d'IPs s'impliquent dans la recherche clinique, contribuant à l'amélioration des pratiques médicales et à l'évaluation de nouvelles interventions.
- **Gestion et leadership:** Au sein des établissements de santé, les IPs peuvent occuper des postes de gestion, supervisant des équipes, participant à la planification stratégique ou à la mise en œuvre de politiques de santé.
- **Spécialisations:** Tout comme les médecins, les IPs peuvent se spécialiser dans des domaines spécifiques, comme la cardiologie, la pédiatrie, la psychiatrie ou la gériatrie, pour n'en nommer que quelques-uns.
- **Consultation et mentorat:** Avec leur expérience et leur expertise, les IPs servent souvent de mentors pour les infirmiers plus jeunes ou d'autres professionnels de la santé, guidant leur développement professionnel.

L'infirmier praticien occupe une place prépondérante dans le spectre des soins médicaux, apportant une expertise avancée tout en conservant une approche centrée sur le patient. L'évolution constante du domaine médical rend leur rôle encore plus crucial, car ils peuvent s'adapter rapidement aux besoins changeants des patients et des systèmes de santé.

Collaborer avec des médecins et d'autres spécialistes

Au cœur des équipes médicales pluridisciplinaires, l'infirmier praticien (IP) travaille en étroite collaboration avec des médecins, des chirurgiens, des pharmaciens, des thérapeutes, des travailleurs sociaux et d'autres spécialistes. Cette collaboration vise à garantir une prise en charge holistique et optimale du patient, en tirant profit des compétences complémentaires de chaque professionnel.

- **Communication efficace:** L'une des clés d'une collaboration réussie est la capacité à communiquer clairement et efficacement. Cela implique de partager des informations pertinentes sur l'état du patient, de discuter des diagnostics possibles, des options thérapeutiques, et de s'assurer que le patient est au centre de toutes les décisions.
- **Compréhension des rôles:** Chaque membre de l'équipe a un ensemble unique de compétences et de responsabilités. Comprendre les limites et les domaines d'expertise de chacun permet d'orienter le patient vers le bon spécialiste au bon moment.
- **Concertation régulière:** Les réunions d'équipe, les rounds cliniques ou les conférences de cas sont des moments privilégiés pour discuter des cas complexes, échanger des perspectives et élaborer des plans de soins coordonnés.
- **Respect mutuel:** La reconnaissance de la valeur de chaque professionnel favorise une atmosphère de respect mutuel, essentielle pour une collaboration harmonieuse. Chacun doit se sentir valorisé et écouté.
- **Formation interprofessionnelle:** De plus en plus d'institutions de santé promeuvent la formation interprofessionnelle, où différents spécialistes apprennent côte à côte, renforçant ainsi la collaboration dès le début de leur carrière.
- **Technologie et dossiers médicaux partagés:** L'utilisation de dossiers médicaux électroniques partagés facilite la collaboration en permettant à tous

les professionnels impliqués d'accéder à l'information nécessaire en temps réel.

- **Coordination des soins:** L'IP, avec son approche globale, peut jouer un rôle de coordinateur, assurant la continuité des soins et veillant à ce que le patient bénéficie des interventions nécessaires de tous les spécialistes.
- **Réflexion éthique:** La collaboration peut également impliquer des discussions éthiques, notamment lorsqu'il s'agit de prendre des décisions difficiles concernant le traitement ou les soins de fin de vie.
- **Développement professionnel continu:** Les IPs, comme les autres professionnels de santé, doivent rester à jour avec les avancées médicales. Participer à des formations conjointes ou à des conférences avec d'autres spécialistes enrichit la perspective de chacun.
- **Soutien mutuel:** Le domaine médical peut être stressant. Avoir une équipe soudée, où chaque membre soutient les autres, est essentiel pour le bien-être des professionnels et la qualité des soins offerts.

La collaboration entre l'infirmier praticien et d'autres spécialistes est un pilier des soins de santé modernes. Elle garantit que le patient bénéficie d'une expertise collective, assurant une prise en charge globale et adaptée à ses besoins. Dans cet environnement collaboratif, chaque professionnel apporte sa pierre à l'édifice, et ensemble, ils œuvrent pour le bien-être optimal du patient.

Chapitre 13.
PRÉVENTION ET ÉDUCATION DES PATIENTS

Éduquer sur les facteurs de risque

L'une des missions fondamentales des professionnels de santé, en particulier des infirmiers praticiens, est d'éduquer les patients, leurs familles et la communauté sur les facteurs de risque associés à diverses conditions médicales. Cette éducation proactive peut prévenir de nombreuses complications et promouvoir un mode de vie sain.

- **Définition et importance:** Un facteur de risque est toute caractéristique ou exposition d'un individu qui augmente sa probabilité de développer une maladie ou une blessure. Comprendre ces facteurs permet de mettre en place des stratégies préventives.
- **Facteurs de risque modifiables et non modifiables:** Tandis que certains facteurs, comme l'âge ou la génétique, ne peuvent être modifiés, d'autres, comme le mode de vie ou l'environnement, peuvent être ajustés pour réduire les risques.
- **Évaluation des risques:** L'infirmier doit savoir évaluer les risques spécifiques pour chaque patient, en fonction de ses antécédents, de son mode de vie et de sa génétique.
- Stratégies d'éducation:
  - **Dialogues ouverts:** Engager des conversations honnêtes avec les patients, en écoutant leurs préoccupations et en fournissant des informations factuelles.

- **Matériaux didactiques:** Fournir des brochures, des vidéos ou d'autres ressources pour aider les patients à comprendre leurs risques.
- **Ateliers et séminaires:** Organiser des sessions éducatives sur des thèmes spécifiques, comme l'alimentation, l'exercice ou la gestion du stress.
- Facteurs de risque courants et leur gestion:
  - **Tabagisme:** Informer sur les dangers du tabagisme et fournir des ressources pour arrêter de fumer.
  - **Alimentation déséquilibrée:** Promouvoir une alimentation équilibrée riche en fruits, légumes, grains entiers et protéines maigres.
  - **Sédentarité:** Encourager une activité physique régulière adaptée à l'âge et à la condition physique du patient.
  - **Consommation excessive d'alcool:** Discuter des limites recommandées et des dangers de la consommation excessive d'alcool.
  - **Stress:** Offrir des techniques de gestion du stress, comme la méditation ou la relaxation.
- **Sensibilisation à la prévention:** Rappeler l'importance des examens médicaux réguliers, des dépistages et des vaccinations pour prévenir les maladies.
- **Collaboration avec d'autres professionnels:** Travailler avec des diététiciens, des physiothérapeutes, des psychologues ou d'autres spécialistes pour offrir une prise en charge complète.
- **Suivi et réévaluation:** Puisque les facteurs de risque et les modes de vie peuvent évoluer avec le temps, il est essentiel de revoir régulièrement ces éléments avec le patient.

- **Engagement communautaire:** Participer à des événements ou des initiatives de santé publique pour sensibiliser la communauté aux facteurs de risque courants et à leur gestion.

Éduquer sur les facteurs de risque est un investissement dans le bien-être futur du patient. En fournissant des informations précises et en offrant des ressources et un soutien, les infirmiers peuvent contribuer significativement à la prévention des maladies et à la promotion d'un mode de vie sain.

Encourager les comportements sains

La promotion de comportements sains est une pierre angulaire de la prévention en médecine. Alors que la médecine aiguë se concentre souvent sur le traitement de conditions urgentes, l'encouragement à adopter des comportements sains peut prévenir l'apparition de ces situations d'urgence. Les infirmiers, en tant qu'intermédiaires de confiance entre le système de santé et les patients, jouent un rôle essentiel à cet égard.

- Comprendre le patient:
    - **Écoute active:** Prendre le temps d'écouter les préoccupations, les besoins et les obstacles du patient.
    - **Évaluation des habitudes actuelles:** Identifier où le patient en est dans son parcours de santé, y compris ses habitudes alimentaires, son niveau d'activité physique, ses comportements liés à la consommation de substances, etc.

- Éducation et sensibilisation:
  - **Information:** Fournir des informations factuelles et à jour sur les avantages des comportements sains.
  - **Mythes et désinformation:** Démystifier les fausses idées courantes et fournir des informations basées sur des preuves.
- Stratégies motivationnelles:
  - **Entretien motivationnel:** Utiliser cette technique pour aider les patients à reconnaître et à surmonter leurs résistances au changement.
  - **Fixation d'objectifs:** Aider les patients à définir des objectifs réalistes et mesurables pour leurs comportements sains.
- Promotion d'une alimentation équilibrée:
  - **Connaissance des groupes d'aliments:** Encourager une alimentation diversifiée.
  - **Lecture des étiquettes:** Éduquer sur l'importance de comprendre les informations nutritionnelles.
  - **Cuisiner à la maison:** Promouvoir les avantages de la préparation des repas à la maison, et fournir des recettes saines si possible.
- Encouragement à l'exercice physique:
  - **Bienfaits de l'activité physique:** Rappeler les avantages sur le corps et l'esprit.
  - **Trouver une activité adaptée:** Aider le patient à trouver une activité qui lui convient, qu'il s'agisse de marche, de danse, de yoga, etc.
- Gestion du stress:
  - **Reconnaissance des déclencheurs:** Aider le patient à identifier ce qui cause le stress dans sa vie.

- **Techniques de relaxation:** Introduire des méthodes comme la méditation, la respiration profonde et la visualisation.
- Évitement des substances nocives:
  - **Tabagisme:** Fournir des ressources pour aider à l'arrêt du tabac.
  - **Consommation d'alcool:** Discuter des limites sûres et des risques associés à une consommation excessive.
- Promotion du sommeil réparateur:
  - **Hygiène du sommeil:** Conseiller sur l'importance d'une routine de sommeil régulière et d'un environnement propice au repos.
- Réseaux de soutien:
  - **Groupes de soutien:** Orienter les patients vers des groupes de soutien locaux ou en ligne.
  - **Famille et amis:** Encourager les patients à partager leurs objectifs avec leurs proches pour obtenir du soutien.
- Suivi:
  - Planifier des rendez-vous de suivi pour discuter des progrès, surmonter les obstacles et réajuster les objectifs si nécessaire.

Encourager les comportements sains ne consiste pas seulement à transmettre des informations, mais à établir une relation de confiance avec le patient, à comprendre ses besoins spécifiques et à lui fournir les outils et le soutien nécessaires pour réussir. En adoptant cette approche holistique, les infirmiers peuvent véritablement transformer la vie de leurs patients.

Soutien à la transition vers les soins à domicile

La transition des soins hospitaliers à domicile est un moment crucial pour les patients et leurs familles. Cette période peut être stressante, remplie d'incertitudes, mais aussi pleine d'espoir à la perspective d'un retour à la normalité. Les infirmiers jouent un rôle central pour s'assurer que cette transition se déroule aussi en douceur et en sécurité que possible.

- Évaluation de la situation à domicile:
    - **Visite préliminaire:** Un infirmier ou un autre professionnel de santé peut effectuer une visite à domicile pour évaluer l'environnement et déterminer les éventuelles modifications nécessaires.
    - **Identification des besoins:** Reconnaissance des besoins médicaux spécifiques, tels que la nécessité d'équipements adaptés ou de médicaments.
- Formation des patients et de leurs aidants:
    - **Compétences de base:** Former les patients et les aidants à des compétences essentielles comme l'administration de médicaments, la surveillance des signes vitaux, et la réalisation de soins de base.
    - **Réponses aux urgences:** Fournir des directives claires sur ce qu'il faut faire en cas d'urgence.
- Coordination avec les prestataires de soins à domicile:
    - **Établissement de contacts:** Mettre en relation les patients avec des infirmiers à domicile, des physiothérapeutes, ou d'autres spécialistes selon les besoins.

- **Communication fluide:** Assurer une transition en douceur en communiquant clairement avec les prestataires de soins à domicile sur l'état et les besoins du patient.
- Planification de la sortie:
  - **Liste de vérification:** Fournir une liste détaillée des étapes à suivre lors de la sortie de l'hôpital.
  - **Rendez-vous de suivi:** Planifier les rendez-vous nécessaires pour un suivi médical.
- Soutien émotionnel:
  - **Accompagnement:** Reconnaître les sentiments de peur, d'anxiété, ou d'incertitude que les patients peuvent ressentir lors de la transition.
  - **Orientation:** Proposer des ressources comme des groupes de soutien ou des thérapies pour aider à gérer ces émotions.
- Suivi post-transition:
  - **Appels de suivi:** Organiser des appels téléphoniques réguliers pour s'assurer que tout se passe bien à domicile.
  - **Visites régulières:** Planifier des visites à domicile pour évaluer la situation et ajuster le plan de soins si nécessaire.
- Gestion des médicaments:
  - **Liste à jour:** Veiller à ce que le patient dispose d'une liste à jour de tous ses médicaments, avec les dosages et les horaires appropriés.
  - **Organisation:** Conseiller sur l'utilisation de piluliers ou d'applications pour suivre la prise de médicaments.
- Évaluation des progrès:
  - **Journal de santé:** Encourager les patients à tenir un journal quotidien de leur état de santé

pour suivre les progrès et identifier d'éventuels problèmes.

- **Réadaptation:** Si nécessaire, organiser des sessions de réadaptation pour aider à la récupération physique et mentale.

- Ressources et soutien communautaire:
  - **Services locaux:** Informer les patients des ressources disponibles dans leur communauté, telles que les services de livraison de médicaments ou les programmes de soutien aux patients.

- Prévention des réadmissions:
  - **Éducation:** Fournir des informations sur la prévention des complications courantes liées à leur état.
  - **Signes d'alerte:** Éduquer sur les signes à surveiller qui pourraient indiquer une détérioration de leur état.

La transition vers les soins à domicile est un voyage qui nécessite un accompagnement attentif et bienveillant. Grâce à une planification méticuleuse, une formation adéquate et un soutien continu, les infirmiers peuvent garantir que leurs patients continuent de recevoir des soins de qualité, même en dehors de l'environnement hospitalier.

Chapitre 14.
RÉADAPTATION ET SOINS DE SUITE

Planification de la sortie
et coordination des soins

La sortie de l'hôpital est souvent un moment de soulagement mêlé d'anxiété pour les patients. La perspective de retrouver le confort de leur domicile est séduisante, mais elle s'accompagne aussi d'incertitudes quant à la continuité des soins. Les infirmiers, par leur rôle central, sont idéalement placés pour assurer une transition fluide, sécurisée, et rassurante pour le patient.

- Évaluation préliminaire pour la sortie :
  - **État de santé du patient :** Est-il stable et apte à quitter l'hôpital ?
  - **Compétences d'auto-soins :** Le patient est-il capable de s'occuper de lui-même ou aura-t-il besoin d'assistance ?
- Coordination avec l'équipe médicale :
  - **Réunion multidisciplinaire :** Rassembler les médecins, infirmiers, travailleurs sociaux, et physiothérapeutes pour élaborer un plan de sortie adapté.
  - **Médicaments et prescriptions :** S'assurer que le patient a en main toutes les prescriptions nécessaires et qu'il comprend leur utilisation.
- Éducation du patient et de sa famille :
  - **Instructions post-hospitalisation :** Expliquer clairement les soins à suivre, les signes d'alerte, et la fréquence des rendez-vous médicaux.

- **Techniques et compétences :** Enseigner au patient et à ses proches les compétences nécessaires, telles que le changement de pansements ou l'administration de médicaments.
- Organisation des soins à domicile :
  - **Services à domicile :** Si nécessaire, organiser des services d'infirmiers à domicile, de physiothérapie ou d'aides-soignants.
  - **Matériel médical :** Prévoir la livraison de tout équipement nécessaire, comme les lits médicalisés, les fauteuils roulants ou les dispositifs d'oxygénothérapie.
- Rendez-vous de suivi :
  - **Consultations médicales :** Planifier les rendez-vous avec les spécialistes, généralistes, ou d'autres professionnels de santé.
  - **Tests et examens :** Organiser tout examen complémentaire ou suivi nécessaire.
- Coordination avec les services sociaux :
  - **Soutien à domicile :** Mettre en place, si besoin, des aides pour le ménage, les courses ou la cuisine.
  - **Programmes de réadaptation :** Orienter le patient vers des programmes adaptés à sa situation, qu'ils soient physiques, psychologiques ou sociaux.
- Documents de sortie :
  - **Résumé médical :** Fournir un compte-rendu détaillé de l'hospitalisation, des traitements reçus et des recommandations pour la suite.
  - **Coordonnées des contacts :** Offrir une liste de numéros utiles en cas de questions ou d'urgence.

- Suivi post-hospitalisation :
  - **Appels téléphoniques :** Prendre des nouvelles régulièrement pour s'assurer que tout se passe bien.
  - **Réévaluation :** Si nécessaire, revoir et ajuster le plan de soins initial en fonction de l'évolution du patient.

La planification de la sortie et la coordination des soins sont essentielles pour garantir la sécurité du patient et favoriser sa guérison. Grâce à une approche holistique et patient-centrée, les infirmiers peuvent s'assurer que les patients reçoivent les soins appropriés et continuent leur rétablissement dans les meilleures conditions possibles.

Travail en équipe avec les thérapeutes et travailleurs sociaux

Dans le monde dynamique et souvent imprévisible de la médecine aiguë, l'infirmier ne travaille pas en solitaire. Il évolue au cœur d'une équipe multidisciplinaire composée de médecins, thérapeutes et travailleurs sociaux, chacun apportant sa pierre à l'édifice pour assurer une prise en charge complète et individualisée du patient. Cette collaboration interprofessionnelle est non seulement essentielle pour répondre aux besoins complexes des patients, mais elle enrichit également les pratiques et la vision de chaque professionnel.

- Reconnaître les rôles et compétences :
  - **Thérapeutes :** Ils peuvent se spécialiser dans divers domaines tels que la physiothérapie, l'ergothérapie ou la thérapie respiratoire. Leur expertise est cruciale pour aider les patients à retrouver leur mobilité, autonomie ou à gérer des problèmes respiratoires.

- **Travailleurs sociaux :** Leur mission consiste à soutenir les patients et leurs familles face aux défis sociaux, émotionnels et économiques liés à une maladie ou une hospitalisation.
- Communication et réunions d'équipe :
    - **Échanges réguliers :** Ces moments permettent de mettre en commun les observations, les préoccupations et les objectifs thérapeutiques pour chaque patient.
    - **Planification des soins :** Une collaboration étroite garantit que toutes les facettes du bien-être du patient sont prises en compte, qu'il s'agisse de sa santé physique, mentale ou de sa situation sociale.
- Coordination des interventions :
    - **Organisation des thérapies :** L'infirmier doit souvent planifier ses soins en fonction des séances de thérapie pour éviter les interférences et maximiser l'efficacité des interventions.
    - **Soutien émotionnel et social :** En collaborant étroitement avec les travailleurs sociaux, l'infirmier peut s'assurer que les besoins émotionnels et sociaux du patient sont adressés, que cela concerne un soutien psychologique, une aide à domicile ou des démarches administratives.
- Formation et éducation continue :
    - **Ateliers interdisciplinaires :** Ces moments de partage permettent d'approfondir la compréhension mutuelle des rôles et responsabilités de chacun, tout en favorisant l'échange de compétences.
    - **Cas cliniques :** Discuter ensemble de cas complexes offre une opportunité d'apprendre les uns des autres et d'affiner les stratégies de prise en charge.

- Avantages pour le patient :
  - **Soins holistiques** : Grâce à cette collaboration, le patient bénéficie d'une prise en charge qui englobe l'ensemble de ses besoins.
  - **Transition fluide** : La coordination entre les différents professionnels facilite la transition entre l'hôpital et le domicile, assurant ainsi une continuité des soins.
- Défis et solutions :
  - **Différences culturelles professionnelles** : Chaque profession a sa propre culture, ses propres jargons et perspectives. Il est donc crucial de promouvoir la compréhension mutuelle et le respect.
  - **Formation interprofessionnelle** : Encourager la formation dès les études supérieures permet de familiariser chaque professionnel avec les autres disciplines et de renforcer la collaboration dès le début de la carrière.

Le travail en équipe entre infirmiers, thérapeutes et travailleurs sociaux est une synergie précieuse. Ensemble, ils peuvent offrir au patient une prise en charge complète, attentive à la fois à ses besoins médicaux, physiques, émotionnels et sociaux.

Suivi à domicile et prévention des réhospitalisations

Le passage d'une hospitalisation à des soins à domicile est un moment délicat et crucial dans le parcours de soins du patient. L'infirmier joue un rôle pivot pour s'assurer que cette transition se fasse en douceur et que les besoins du patient continuent d'être satisfaits. De plus, une transition réussie peut prévenir les réhospitalisations, qui sont souvent éprouvantes pour le patient et coûteuses pour le système de santé.

- Évaluation avant la sortie :
  - **État de santé du patient :** Avant le retour à domicile, il est impératif d'évaluer minutieusement le patient pour s'assurer que son état de santé est stable et qu'il pourra recevoir les soins nécessaires chez lui.
  - **Environnement à domicile :** Une évaluation de l'environnement du patient, notamment les potentiels risques et les ressources disponibles, est essentielle. L'ergothérapeute, par exemple, peut contribuer à cette évaluation.
- Planification de la sortie :
  - **Éducation du patient et de sa famille :** L'infirmier s'assure que le patient et sa famille connaissent les signes à surveiller, les médicaments à prendre et les rendez-vous à venir.
  - **Coordination avec les professionnels de santé à domicile :** Avant la sortie, l'infirmier prend contact avec les infirmiers à domicile, les médecins traitants ou tout autre professionnel qui interviendra au domicile du patient.
- Suivi à domicile :
  - **Visites régulières :** Les visites d'infirmiers à domicile permettent de surveiller l'état de santé du patient, d'administrer des traitements et d'évaluer la nécessité d'ajustements.
  - **Télémédecine :** De plus en plus utilisée, la télémédecine permet de suivre les patients à distance, d'ajuster les traitements et de répondre rapidement en cas de problème.
- Prévention des complications :

- **Formation sur l'autogestion :** L'infirmier forme le patient à reconnaître les signes d'aggravation de sa condition et à prendre les mesures appropriées.
- **Gestion des médicaments :** Assurer la bonne observance des traitements est essentiel pour éviter les complications.
- Réintégration sociale :
  - **Retour à la vie quotidienne :** L'infirmier encourage et soutient le patient dans la reprise de ses activités quotidiennes, que ce soit des loisirs, des activités professionnelles ou sociales.
  - **Soutien psychologique :** Une hospitalisation peut être traumatisante, et le soutien psychologique à domicile est souvent bénéfique.
- Communication avec l'équipe hospitalière :
  - **Partage d'informations :** L'infirmier à domicile et l'infirmier hospitalier échangent régulièrement sur l'évolution du patient, les ajustements de traitement ou les complications potentielles.
  - **Retour à l'hôpital :** En cas de complication majeure, l'infirmier à domicile coordonne avec l'hôpital pour organiser une réhospitalisation rapide et efficace.

Le suivi à domicile est une étape essentielle dans la prise en charge globale du patient. Une transition bien préparée, une coordination efficace avec les professionnels de santé à domicile et un soutien continu peuvent prévenir les complications et garantir la meilleure qualité de vie possible pour le patient.

Chapitre 15.
COMPÉTENCES EN GESTION DE CRISE

Principes de base de la gestion de crise

La gestion de crise est un élément essentiel du rôle d'infirmier, surtout en médecine aiguë, où les situations peuvent évoluer rapidement et de manière imprévisible. Aborder une crise avec compétence, assurance et empathie peut faire la différence entre un résultat positif et des conséquences tragiques. Les principes fondamentaux de la gestion de crise peuvent aider à naviguer dans ces situations avec discernement.

- Anticipation et préparation :
    - **Formation continue :** L'éducation régulière et la mise à jour des connaissances sur les protocoles d'urgence et les meilleures pratiques sont cruciales.
    - **Planification de crise :** Avoir des protocoles clairs en place pour diverses situations de crise, de la décompensation cardiaque à la gestion des troubles du comportement.
- Évaluation rapide et précise :
    - **Reconnaître les signes :** Détecter rapidement les signes avant-coureurs ou les symptômes d'une situation de crise.
    - **Évaluer les besoins :** Identifier rapidement ce dont le patient a besoin et quelles ressources sont nécessaires pour y répondre.
- Communication efficace :
    - **Clarté et concision :** En situation de crise, chaque seconde compte. L'information doit être relayée clairement et rapidement.

- **Écoute active :** Écouter attentivement le patient, sa famille et l'équipe médicale pour comprendre la situation dans son ensemble.
- Intervention adaptée :
  - **Agir rapidement :** Prendre des décisions éclairées et agir rapidement pour stabiliser le patient ou la situation.
  - **Rester calme :** Le calme de l'infirmier peut rassurer le patient et l'équipe, même dans les moments les plus tendus.
- Soutien émotionnel :
  - **Empathie :** Reconnaître et valider les sentiments du patient et de sa famille.
  - **Rassurance :** Rassurer le patient sur les mesures prises et expliquer clairement les interventions.
- Évaluation post-crise :
  - **Debriefing :** Réunir l'équipe pour discuter de ce qui s'est bien passé et des domaines d'amélioration.
  - **Soutien émotionnel :** Reconnaître le stress post-traumatique potentiel chez les patients, les familles et l'équipe médicale et fournir un soutien adapté.
- Amélioration continue :
  - **Retour d'expérience :** Utiliser l'expérience de la crise pour améliorer les protocoles et la formation.
  - **Formation continue :** Se tenir au courant des dernières recherches et méthodes en matière de gestion de crise pour être toujours préparé.

La gestion de crise repose sur une combinaison d'anticipation, de compétence, de communication efficace et d'empathie. Avec une formation adéquate et une approche centrée sur le patient, l'infirmier peut gérer efficacement même les situations les plus critiques et assurer la sécurité et le bien-être du patient.

Stratégies de désescalade

Dans le monde dynamique et souvent imprévisible de la médecine aiguë, les infirmiers peuvent être confrontés à des situations où les patients, ou parfois leurs proches, deviennent agités, anxieux ou agressifs. Dans de tels moments, la capacité de l'infirmier à désamorcer la situation est cruciale, non seulement pour garantir la sécurité de tous, mais aussi pour assurer une prise en charge adéquate du patient. Les stratégies de désescalade sont des techniques éprouvées qui peuvent aider à atténuer les tensions et à prévenir les situations potentiellement dangereuses.

- Écoute active :
    - **Se mettre au niveau du patient :** Se placer face à lui, établir un contact visuel et montrer de l'intérêt pour ce qu'il dit.
    - **Reflet verbal :** Répéter les préoccupations du patient pour lui montrer qu'il est entendu.
- Communication non verbale :
    - **Posture ouverte :** Éviter de croiser les bras ou de montrer des signes d'agression.
    - **Espace personnel :** Respecter l'espace du patient tout en garantissant sa sécurité et la vôtre.
- Restez calme et maîtrisez-vous :
    - **Régulation de la voix :** Parler d'une voix calme et apaisante, éviter de crier ou de hausser le ton.
    - **Respirer :** Prendre de profondes inspirations pour rester centré et calme.

- Valider les sentiments :
  - **Reconnaître les émotions :** Même si vous n'êtes pas d'accord avec les raisons de l'agitation, reconnaître et valider les sentiments du patient.
- Établir des limites claires :
  - **Expliquer les attentes :** Informer le patient des comportements attendus et des conséquences s'il ne les respecte pas.
- Choix et autonomie :
  - **Offrir des options :** Dans la mesure du possible, donner au patient un sentiment de contrôle en lui offrant des choix.
- Désengagement :
  - **Retrait stratégique :** Si la situation ne s'améliore pas, il peut être nécessaire de quitter temporairement la zone jusqu'à ce que le patient se calme.
- Appel à des renforts :
  - **Solliciter l'aide d'autres membres de l'équipe :** Si nécessaire, demandez à d'autres membres du personnel de vous aider ou envisagez d'appeler la sécurité.
- Formation et préparation :
  - **Formation régulière :** Assurez-vous d'être à jour avec les formations de désescalade et d'être familiarisé avec les protocoles de l'établissement.
- Post-incident :
- **Debriefing :** Discutez de l'incident avec l'équipe pour identifier les enseignements à tirer.
- **Soutien :** Recherchez un soutien émotionnel si nécessaire, que ce soit auprès de collègues, de superviseurs ou de professionnels.

La clé de la désescalade réussie réside dans l'anticipation, la communication efficace et la compassion. En adoptant une approche centrée sur le patient et en utilisant ces stratégies, les infirmiers peuvent naviguer avec succès dans des situations tendues, garantissant ainsi la sécurité et le bien-être de tous les impliqués.

Gérer la violence et l'agression

La violence et l'agression dans le cadre des soins de santé, en particulier en médecine aiguë, sont des préoccupations croissantes. Face à la douleur, à la peur ou à la confusion, certains patients peuvent réagir violemment. Cela peut aussi être exacerbé par des troubles mentaux ou l'abus de substances. Pour l'infirmier, la gestion de ces situations est essentielle pour garantir sa sécurité, celle de l'équipe et celle du patient.

Reconnaissance précoce :

Signes de menace : Apprendre à repérer les premiers signes d'agitation, tels que le resserrement de la mâchoire, le poing fermé ou la posture agressive.

Facteurs déclencheurs : Identifier les éléments qui peuvent exacerber la situation, comme une salle bondée ou des attentes non satisfaites.

Créer un environnement sûr :

Aménagement : Organiser l'espace de manière à permettre une sortie facile.

Protocoles d'urgence : Disposer d'un système d'alerte pour informer rapidement les collègues et la sécurité d'une situation potentiellement dangereuse.

Techniques de désescalade :

Approche non confrontationnelle : Adopter une posture ouverte, éviter le contact visuel direct et utiliser un ton de voix bas et calme.

- **Empathie :** Essayer de comprendre le point de vue du patient et de montrer de l'empathie pour ses sentiments.

Maintenir la distance et les barrières :

- **Espace personnel :** Gardez une distance de sécurité avec le patient agité.
- **Obstacles :** Utiliser des éléments comme un bureau ou une table comme barrière entre vous et le patient si nécessaire.

Intervention physique :

- **Formation :** Les infirmiers doivent être formés à des techniques d'intervention physique non nuisibles pour contenir un patient agressif en dernier recours.
- **L'importance du travail d'équipe :** Travailler en coordination avec d'autres membres du personnel pour assurer une intervention sécurisée.

Soutien médical :

- **Consultation psychiatrique :** Dans certains cas, une évaluation psychiatrique peut être nécessaire.
- **Médication :** L'administration de médicaments sédatifs peut être envisagée avec l'accord d'un médecin.

Post-incident :

- **Debriefing :** Il est crucial d'examiner l'incident avec l'équipe pour identifier des améliorations possibles.
- **Soutien psychologique :** Suite à un événement traumatisant, l'infirmier peut avoir besoin de parler et de recevoir du soutien.

Formation continue :

- **Ateliers et simulations :** Participer à des formations régulières pour rester informé des meilleures pratiques en matière de gestion de la violence.

Prévention :

Engagement des patients : Établir une relation de confiance avec les patients dès le départ peut aider à prévenir l'escalade.

Politiques de l'hôpital : S'assurer que les politiques de l'hôpital sont claires, communiquées et mises en œuvre.

La clé de la gestion efficace de la violence et de l'agression réside dans la préparation, la formation et l'approche centrée sur le patient. En comprenant les besoins et les préoccupations du patient et en étant équipé des outils appropriés, l'infirmier peut naviguer avec succès dans ces situations difficiles tout en garantissant la sécurité et le bien-être de tous.

Chapitre 16.
L'IMPORTANCE DE LA DOCUMENTATION

Principes de base de la documentation en médecine aiguë

En médecine aiguë, où les secondes peuvent compter et où les situations changent rapidement, la documentation précise et opportune est essentielle. Une documentation complète assure non seulement une communication efficace entre les membres de l'équipe soignante, mais elle joue aussi un rôle crucial dans la continuité des soins, la responsabilité juridique, la facturation, et la recherche et l'amélioration de la qualité.

Exactitude et Précision :

Détails spécifiques : Consigner des informations précises comme les dosages des médicaments, les réactions des patients, ou les détails d'une procédure.

Évitez les généralités : Au lieu de "le patient va bien", optez pour "le patient est stable avec des signes vitaux dans les normes".

Actualité :

Documentation en temps réel : Dans la mesure du possible, documentez pendant ou immédiatement après un événement ou une intervention.

Horodatage : Assurez-vous que chaque entrée est clairement datée et chronométrée.

Cohérence :

Terminologie standardisée : Utilisez des termes médicaux acceptés et évitez les abréviations non standardisées.

Format constant : Suivez les normes établies de votre établissement pour la mise en forme et la structure.

Exhaustivité :

Tableau complet : La documentation doit refléter une image holistique du patient, y compris les antécédents, les évaluations, les interventions et les plans.

Éviter les lacunes : Si quelque chose n'est pas documenté, on considère souvent qu'il ne s'est pas produit.

Objectivité :

Faites preuve de neutralité : Consignez les faits tels qu'ils se présentent, sans y ajouter d'opinion ou d'interprétation personnelle.

Citations directes : Si le patient ou un membre de la famille fait une déclaration significative, documentez-la entre guillemets.

Confidentialité :

Protégez les informations : Assurez-vous que toutes les informations documentées sont sécurisées et ne sont accessibles qu'à ceux qui ont le droit de les voir.

Respectez les lois et règlements : Conformez-vous à toutes les lois de protection de la vie privée, telles que la GDPR en Europe ou la HIPAA aux États-Unis.

Révisions et Corrections :

Jamais d'effacement : Si une correction est nécessaire, suivez les procédures appropriées, généralement en traçant une ligne simple à travers l'erreur et en ajoutant la correction.

Signez chaque entrée : Assurez-vous que chaque entrée, correction ou ajout est accompagné de vos initiales ou de votre signature.

Communication :

    Facilitez le transfert des soins : Votre documentation devrait permettre à n'importe quel professionnel de santé de comprendre rapidement l'état du patient et les soins qu'il a reçus.

    Référez-vous aux autres notes : Si une autre spécialité (comme la cardiologie) a été consultée, mentionnez-le et référez-vous à leurs notes pour une vue d'ensemble.

Utilisez la technologie :

    Dossiers médicaux électroniques : Apprenez à utiliser et à maîtriser les systèmes de DME de votre établissement pour une documentation efficace et rapide.

    Formation continue : La technologie et les procédures de documentation évoluent. Assurez-vous de vous tenir au courant des meilleures pratiques.

La documentation en médecine aiguë, bien qu'exigeante, est une pierre angulaire de la prestation des soins. Elle garantit que chaque patient reçoit des soins de haute qualité basés sur les informations les plus récentes et les plus complètes disponibles.

Dossiers électroniques et technologies

À l'aube de la révolution numérique, le monde médical a subi une métamorphose drastique, se transformant d'un système basé sur des dossiers papier à un environnement largement dominé par les technologies électroniques. Cette transition, bien que parfois compliquée, a considérablement amélioré la qualité des soins, la sécurité des patients et la collaboration entre les professionnels de santé. Dans ce contexte, les dossiers médicaux électroniques (DME) et autres technologies connexes jouent un rôle prédominant, surtout en médecine aiguë, où le temps est souvent un facteur critique.

Les Dossiers Médicaux Électroniques (DME) :

Avantages : Ils garantissent un accès rapide à des informations complètes sur le patient, favorisent la continuité des soins, et réduisent les erreurs médicales.

Intégration : Le DME peut être interconnecté avec d'autres systèmes hospitaliers, tels que les pharmacies, les laboratoires, ou les radiologies, permettant un flux d'information continu.

Sécurité et confidentialité : Les systèmes modernes sont équipés de mesures de sécurité robustes pour protéger les données des patients.

Télémédecine :

Consultations à distance : Elle permet de fournir des soins médicaux via des plateformes vidéo, essentielles pour les patients dans des zones reculées.

Surveillance à distance : Les patients peuvent être surveillés à distance à l'aide de dispositifs qui transmettent les données en temps réel aux professionnels de santé.

Systèmes de surveillance et d'alerte :

Moniteurs vitaux : Ces dispositifs connectés peuvent alerter le personnel soignant en cas d'anomalie ou de changement critique dans l'état du patient.

Algorithme prédictif : Certains DME utilisent des algorithmes pour prédire les risques potentiels pour le patient, tels que le risque de septicémie ou d'autres complications.

Interoperabilité :

Collaboration améliorée : Les DME peuvent souvent communiquer entre différents établissements ou spécialités, ce qui facilite le transfert d'informations et de responsabilités.

Accès pour le patient : Les patients peuvent souvent accéder à leurs propres dossiers, ce qui les aide à être plus impliqués dans leurs soins.

Technologie portable :

Dispositifs portables : De nombreux appareils, tels que les montres intelligentes ou les bracelets, peuvent maintenant suivre divers paramètres de santé et transmettre ces informations aux professionnels de santé.

Applications mobiles : Il existe de nombreuses applications conçues pour aider à la gestion de maladies, à la surveillance des signes vitaux, ou même à la médication.

Formation et adaptation :

Évolution continue : Avec la technologie qui change rapidement, la formation continue est essentielle pour assurer une utilisation efficace et sécurisée.

Défis éthiques et réglementaires : La rapidité de l'innovation technologique signifie que la réglementation et l'éthique doivent constamment s'adapter pour protéger les patients et leurs données.

À l'intersection de la technologie et de la médecine, les dossiers électroniques et les technologies connexes ont révolutionné la manière dont les soins sont fournis, en particulier dans les situations aiguës. L'adoption et l'adaptation à ces outils sont essentielles pour tout professionnel de santé aspirant à fournir les meilleurs soins possibles dans le monde moderne.

Aspects légaux et implications de la documentation

La documentation médicale ne se résume pas à une simple formalité administrative : elle incarne la chronologie des soins prodigués, garantit la qualité et la sécurité des patients et revêt un aspect juridique incontestable. En médecine aiguë, où les décisions sont souvent prises dans l'urgence, une documentation précise et exhaustive est d'autant plus cruciale. L'omission, l'inexactitude ou la négligence dans la documentation peuvent avoir des conséquences juridiques graves pour les professionnels de santé.

Importance juridique de la documentation :

Preuve des soins prodigués : Les dossiers médicaux servent de preuve objective des soins dispensés, des décisions prises et des informations partagées avec le patient.

Responsabilité professionnelle : Une documentation inadéquate peut entraîner des accusations de négligence ou de faute professionnelle.

Consentement éclairé :

Documenter le processus : Il est crucial de documenter que le patient a été correctement informé des risques, bénéfices, et alternatives d'un traitement ou d'une procédure, et qu'il a donné son accord en toute connaissance de cause.

Protection contre les litiges : Une documentation appropriée du consentement peut protéger le professionnel de santé en cas d'accusations d'avoir procédé à un traitement ou une intervention sans le consentement du patient.

Confidentialité et protection des données :

Règlementations sur la confidentialité : Les professionnels de santé sont tenus par la loi de protéger les informations médicales des patients. Les violations de la confidentialité peuvent entraîner des sanctions pénales et civiles.

Transfert et partage d'informations : La documentation doit être partagée de manière sécurisée, notamment lors de la communication entre différents établissements ou spécialités.

Retenue et destruction des dossiers :

Durée de conservation : Les lois locales ou nationales imposent généralement une durée minimale pendant laquelle les dossiers médicaux doivent être conservés.

Destruction sécurisée : Lorsque les dossiers sont détruits, cela doit être fait de manière à protéger la confidentialité et la vie privée des patients.

Accès aux dossiers par les patients :

Droit de regard : Dans de nombreux pays, les patients ont le droit d'accéder à leurs dossiers médicaux et d'en demander des copies.

Corrections et modifications : Les patients peuvent souvent demander que des erreurs ou des omissions dans leurs dossiers soient corrigées. La manière dont ces corrections sont apportées et documentées est importante.

Formation et responsabilité :

Éducation continue : Les professionnels de santé doivent être régulièrement formés aux exigences légales en matière de documentation pour garantir la conformité.

Audit et revue : Les établissements peuvent effectuer des audits réguliers de la documentation pour s'assurer que les normes sont respectées et pour identifier les domaines d'amélioration.

La documentation est le reflet de l'intégrité professionnelle d'un soignant. Elle est à la fois le garant de la qualité des soins, une source d'information pour le patient et une protection juridique pour le professionnel. En médecine aiguë, où chaque décision peut avoir des conséquences vitales, il est impératif de saisir, d'analyser et de respecter chaque détail.

Chapitre 17.
PROCÉDURES SPÉCIFIQUES
ET LEUR GESTION

Insertion de sondes et cathéters

L'insertion de sondes et de cathéters est une compétence essentielle pour les infirmiers travaillant en médecine aiguë. Ces dispositifs sont couramment utilisés pour administrer des médicaments, surveiller le fonctionnement des organes, ou drainer des fluides corporels. Chaque type a son propre ensemble de directives, et leur utilisation nécessite une précision technique et une attention constante à l'hygiène pour éviter les complications.

Les types courants de sondes et cathéters :

Sondes urinaires : Utilisées pour drainer la vessie, elles peuvent être temporaires ou permanentes.

Cathéters veineux centraux : Introduits dans une grande veine, généralement au niveau du cou, de la poitrine ou de l'aine, pour administrer des médicaments ou pour la surveillance hémodynamique.

Cathéters veineux périphériques : Utilisés pour administrer des fluides et des médicaments via les veines des bras.

Sondes gastriques : Destinées à l'administration de nourriture, de médicaments ou pour drainer le contenu gastrique.

Sondes d'intubation : Insérées dans la trachée lors des situations de réanimation pour assurer une voie aérienne ou administrer de l'oxygène.

Techniques d'insertion :

Préparation du patient : Il faut rassurer le patient, expliquer la procédure et obtenir son consentement.

Asepsie : La stérilité est primordiale pour éviter les infections. Utilisation de gants stériles, de champs stériles et d'antiseptiques.

Insertion proprement dite : Diffère selon le type de sonde ou cathéter. Une technique précise est nécessaire pour garantir la sécurité.

Entretien et surveillance :

Vérification régulière : Il faut s'assurer que le cathéter ou la sonde est toujours bien positionné et qu'il n'y a pas de signes d'infection.

Nettoyage : L'hygiène autour du site d'insertion doit être maintenue.

Vérification du fonctionnement : Assurer une bonne circulation ou drainage, éviter les obstructions.

Complications potentielles :

Infections : Une infection peut se développer autour du site d'insertion ou se propager dans le corps.

Obstruction : Un cathéter ou une sonde peut se boucher.

Traumatismes : Une mauvaise insertion peut endommager un organe ou un vaisseau sanguin.

Retrait des dispositifs :

Procédure : Le retrait doit être effectué avec soin pour éviter tout traumatisme.

Surveillance post-retrait : Surveiller le patient pour déceler tout signe de complication après le retrait.

Formation et compétence :

Apprentissage : Les infirmiers doivent être formés et certifiés pour l'insertion de ces dispositifs.

Mises à jour : Avec l'évolution des techniques et des équipements, une mise à jour régulière des compétences est nécessaire.

L'insertion de sondes et de cathéters est une intervention courante mais délicate en médecine aiguë. Le respect des protocoles, une technique irréprochable et une surveillance attentive sont essentiels pour garantir la sécurité du patient.

Prélèvements et tests de laboratoire d'urgence

La réalisation de prélèvements et l'interprétation des tests de laboratoire sont au cœur de la prise en charge des patients en situation d'urgence médicale. Ces analyses offrent aux professionnels de santé une fenêtre précieuse sur l'état physiologique du patient, guidant ainsi diagnostic, traitement et suivi. Pour les infirmiers en médecine aiguë, la maîtrise de cette dimension est cruciale.

Importance des prélèvements en médecine aiguë :

Diagnostic rapide : Permettre d'identifier la cause sous-jacente d'un problème médical.

Suivi de l'évolution : Évaluer la progression d'une maladie ou l'efficacité d'un traitement.

Décisions thérapeutiques : Ajuster les traitements en fonction des résultats obtenus.

Types courants de prélèvements :

Sanguins : Hémogramme, biochimie, gaz du sang, marqueurs cardiaques, etc.

Urinaire : Analyse d'urine standard, test de toxicologie.

Liquide céphalorachidien : En cas de suspicion de méningite ou d'autres affections neurologiques.

Cultures : Pour détecter des infections bactériennes, virales ou fongiques.

Techniques de prélèvement :

Sélection du site : Choix de la veine ou de la région du corps adaptée.

Préparation du patient : Rassurer le patient et obtenir son consentement.

Technique aseptique : Pour prévenir toute contamination ou infection.

Tests de laboratoire d'urgence :

Biochimie : Fonction rénale, hépatique, électrolytes, glucose, etc.

Hématologie : Numération formule sanguine, temps de coagulation.

Microbiologie : Cultures, antibiogramme.

Toxicologie : Détection de drogues ou de toxines dans le sang ou les urines.

Immunologie : Tests d'anticorps, marqueurs d'inflammation.

Interprétation des résultats :

Valeurs normales versus pathologiques : Connaissance des plages normales et de leurs implications cliniques.

Corrélation clinique : Mettre en relation les résultats avec l'état clinique du patient.

Gestion des anomalies : Identifier les résultats nécessitant une action immédiate.

Communication avec le laboratoire :

Transmission des échantillons : S'assurer que les échantillons sont correctement étiquetés et envoyés rapidement.

Échange d'informations : En cas de résultats anormaux ou inattendus, discuter avec les techniciens ou les biologistes pour clarifier les résultats.

Rôle de l'infirmier :

Prélèvement précis : Veiller à la qualité du prélèvement pour éviter les faux négatifs ou les faux positifs.

Sensibilisation à la sécurité : Manipuler les échantillons avec soin pour éviter tout risque de contamination.

Éducation du patient : Expliquer les tests et leurs implications au patient et à sa famille.

Les prélèvements et tests de laboratoire sont des outils essentiels dans la prise en charge des urgences médicales. Pour les infirmiers, une bonne maîtrise de cette dimension garantit une meilleure qualité des soins, une identification rapide des problèmes et une intervention plus efficace.

Techniques de suture et soins des plaies

La capacité à suturer et à soigner correctement les plaies est une compétence inestimable pour tout infirmier travaillant en médecine aiguë. Qu'il s'agisse d'une lacération due à un accident ou d'une incision chirurgicale, la prise en charge efficace des plaies est essentielle pour prévenir les infections, assurer une guérison optimale et minimiser les cicatrices.

Introduction aux plaies :

Types de plaies : Coupures, éraflures, avulsions, morsures, brûlures.

Évaluation initiale : Profondeur, longueur, contamination, présence de corps étrangers.

Préparation de la plaie :

Nettoyage : Utilisation de solutions antiseptiques pour éliminer les contaminants.

Anesthésie locale : Lidocaïne ou autres agents pour anesthésier la zone.

Retrait des corps étrangers : Avec précaution pour éviter d'aggraver la plaie.

Techniques de suture :

Sutures simples : Technique la plus courante pour rapprocher les bords d'une plaie.

Sutures en matras : Utilisées pour des plaies profondes ou pour réduire la tension.

Sutures en surjet : Pour les plaies linéaires longues.

Sutures intradermiques : Lorsque l'on souhaite minimiser la cicatrice visible.

Agrafes : Pour des fermetures rapides, généralement sur le cuir chevelu ou le tronc.

Colle cutanée : Pour les petites plaies superficielles.

Choix du fil de suture :

Fil résorbable vs non-résorbable : En fonction du site et du type de plaie.

Calibre du fil : Selon la finesse et la tension de la plaie.

Soins post-suture :

Protection de la plaie : Utilisation de pansements stériles pour éviter la contamination.

Surveillance des signes d'infection : Rougeur, chaleur, douleur, suintement.

Conseils pour le patient : Garder la plaie propre, éviter les mouvements excessifs, observer toute complication.

Retrait des sutures :

Timing : Selon le type de suture et la localisation de la plaie.

Technique : Retrait en douceur pour éviter de blesser la peau guérie.

Complications et leur gestion :

Infections : Prévention par un nettoyage adéquat et traitement avec des antibiotiques.

Cicatrisation hypertrophique ou chéloïde : Injections stéroïdiennes, chirurgie ou thérapie au laser.

Désunion : Re-suturation ou autres interventions pour favoriser la cicatrisation.

Rôle de l'infirmier :

Éducation du patient : Explication des soins de la plaie, signes d'infection, quand et comment revenir pour le retrait des sutures.

Compétence technique : Maîtrise des techniques de suture pour une prise en charge optimale.

Communication : Assurer que le patient se sent à l'aise et informé à chaque étape.

La capacité à suturer et soigner les plaies est un élément essentiel de la médecine aiguë. En plus d'assurer une guérison optimale, une prise en charge efficace des plaies peut grandement améliorer le confort du patient et sa satisfaction globale. Pour l'infirmier, cela signifie constamment mettre à jour ses compétences et rester à la pointe des meilleures pratiques.

Chapitre 18.
LA GESTION DE LA DOULEUR

Évaluation de la douleur

La douleur, souvent décrite comme la "cinquième constante vitale", est un élément complexe et multifactoriel de l'expérience humaine. En médecine aiguë, l'évaluation rapide et précise de la douleur est cruciale non seulement pour le confort du patient, mais aussi pour diagnostiquer, traiter et suivre l'évolution de nombreuses affections. L'approche globale de la douleur prend en compte les dimensions physiologiques, émotionnelles, et contextuelles, permettant une prise en charge plus complète et individualisée.

Introduction à la douleur :
> **Définition :** Sensation désagréable associée à une lésion tissulaire réelle ou potentielle.
> **Types :** Aiguë vs chronique, nociceptive vs neuropathique.
> **Mécanismes :** Transduction, transmission, modulation, et perception.

Échelles d'évaluation :
> **Visuelle analogique (EVA) :** Le patient situe sa douleur sur une ligne graduée.
> **Numérique :** De 0 (pas de douleur) à 10 (douleur la plus intense imaginable).
> **Échelles pour populations spécifiques :** Enfants, personnes âgées, patients non communicants.

Évaluation globale :
> **Localisation :** Où est la douleur ?
> **Intensité :** À quel point est-elle intense ?

Qualité : Est-elle lancinante, brûlante, pulsatile ?

Durée et évolution : Depuis combien de temps ? Est-elle constante ou intermittente ?

Facteurs déclenchants et atténuants : Qu'est-ce qui aggrave ou soulage la douleur ?

Symptômes associés : Nausée, essoufflement, sueurs.

Douleur et émotion :

Impact psychologique : La douleur peut être exacerbée par le stress, l'anxiété, la dépression.

Évaluation de l'humeur : Comment le patient se sent-il ? La douleur a-t-elle des répercussions sur son moral ?

Importance de l'évaluation régulière :

Suivi : Assurer que les interventions sont efficaces.

Prévention : Anticiper et traiter avant que la douleur ne devienne intolérable.

Défis spécifiques :

Patients non communicants : Utilisation d'échelles comportementales.

Croyances culturelles : Respecter et comprendre les perspectives du patient sur la douleur.

Rôle de l'infirmier :

Première ligne : Souvent, c'est l'infirmier qui évalue en premier la douleur du patient.

Éducation du patient : Aider le patient à comprendre sa douleur et les traitements proposés.

Collaboration : Travailler avec l'équipe soignante pour garantir une prise en charge optimale.

L'évaluation de la douleur est une compétence essentielle pour tout professionnel de santé, et en particulier pour les infirmiers en médecine aiguë. C'est souvent le symptôme principal et le plus préoccupant pour le patient. Une évaluation complète, régulière et individualisée permet une prise en charge plus efficace et humanisée, réduisant ainsi la souffrance du patient et accélérant sa guérison.

Médicaments et techniques non pharmacologiques

Le traitement de la douleur et d'autres symptômes en médecine aiguë ne se limite pas à l'administration de médicaments. Une prise en charge holistique incorpore des interventions non pharmacologiques qui, combinées à une thérapie médicamenteuse appropriée, peuvent offrir au patient une amélioration significative de son confort et de son bien-être.

Médicaments en médecine aiguë :

Analgésiques : De l'acétaminophène aux opioïdes, ces médicaments ciblent diverses voies de la douleur.

Anti-inflammatoires : Couramment utilisés pour traiter la douleur associée à l'inflammation.

Sédatifs et anxiolytiques : Utiles pour gérer l'agitation, l'anxiété ou les troubles du sommeil.

Antispasmodiques : Pour les douleurs musculaires ou les crampes.

Topiques : Crèmes, gels ou patchs appliqués directement sur la zone douloureuse.

Techniques non pharmacologiques :

Thérapie thermique : L'utilisation de la chaleur ou du froid peut aider à soulager la douleur et l'inflammation.

Stimulation électrique transcutanée (TENS) : Utilise de petites impulsions électriques pour réduire la perception de la douleur.

Massage : Peut améliorer la circulation, réduire la tension musculaire et induire une relaxation.

Mobilisation et physiothérapie : Aide à renforcer les muscles, améliorer la mobilité et réduire la douleur.

Thérapies de relaxation : Techniques de respiration profonde, méditation ou visualisation.

Biofeedback : Apprendre à contrôler certaines fonctions corporelles pour aider à gérer la douleur.

Distraction : Utilisation de la musique, de la lecture ou de jeux pour détourner l'attention de la douleur.

Approches complémentaires :

Acupuncture : L'insertion de fines aiguilles en des points spécifiques du corps peut aider à soulager la douleur.

Aromathérapie : Utilisation d'huiles essentielles pour induire détente et bien-être.

Thérapies cognitivo-comportementales : Techniques pour modifier les pensées et comportements négatifs liés à la douleur.

Implication du patient :

Éducation : Faire comprendre au patient ses options de traitement et leur efficacité.

Autogestion : Encourager les patients à prendre une part active dans la gestion de leur douleur.

Évaluation et suivi :

Évaluation continue : Assurer que les interventions sont efficaces et ajuster le plan de traitement en conséquence.

Feedback du patient : Le ressenti du patient est essentiel pour évaluer l'efficacité des interventions.

La combinaison de médicaments et de techniques non pharmacologiques permet une prise en charge plus complète et individualisée de la douleur et d'autres symptômes en médecine aiguë. L'approche multidimensionnelle est non seulement plus efficace, mais elle respecte également le souhait de nombreux patients d'utiliser des méthodes moins invasives et plus naturelles en complément des traitements médicamenteux traditionnels.

Gestion de la douleur chez les populations spécifiques (enfants, personnes âgées)

La prise en charge de la douleur en médecine aiguë est un défi, mais lorsqu'il s'agit de populations spécifiques comme les enfants et les personnes âgées, ce défi est accentué. Ces groupes ont des besoins, des réponses et des vulnérabilités uniques, et nécessitent une approche adaptée et sensible.

1. La douleur chez l'enfant :
a. Reconnaissance et évaluation :

La barrière de la communication : Les très jeunes enfants ne peuvent pas exprimer adéquatement leur douleur. L'utilisation d'échelles de douleur adaptées à l'âge, comme l'échelle de douleur FLACC ou l'échelle des visages, peut aider.

Observer les comportements : Pleurs, agitation ou retrait peuvent être des indicateurs de douleur.

b. Approches pharmacologiques :

Dosage adapté au poids et à l'âge.

Préférence pour des formes orales ou topiques, si possible.

c. Interventions non pharmacologiques :

Techniques de distraction : jouets, histoires, musique.

Thérapie par le jeu pour comprendre et gérer la douleur.

Soutien parental : Le confort et la présence des parents peuvent réduire l'anxiété et la douleur.

2. La douleur chez la personne âgée :

a. Reconnaissance et évaluation :

Communication : Les troubles cognitifs peuvent entraver l'expression de la douleur. Les échelles d'évaluation adaptées, comme l'échelle de douleur pour les démences non communicantes, peuvent être utiles.

Polypathologie : Les personnes âgées peuvent souffrir de plusieurs pathologies simultanément, ce qui complique l'évaluation de la douleur.

b. Approches pharmacologiques :

Prudence avec les opioïdes : Risque accru d'effets secondaires tels que la sédation ou la constipation.

Éviter les médicaments avec un potentiel anticholinergique.

Surveiller les interactions médicamenteuses en raison de la polypathologie.

c. Interventions non pharmacologiques :

Thérapies physiques : kinésithérapie, massages doux.

Thérapies cognitives : pour gérer le stress et la douleur chronique.

Environnement : Un lit confortable, une bonne lumière et une température agréable peuvent améliorer le confort.

3. Éducation et communication :

Qu'il s'agisse d'enfants ou de personnes âgées, la formation des proches est cruciale. Les aider à comprendre la nature de la douleur, les options de traitement et les moyens de soutien peut améliorer considérablement la qualité des soins.

Bien que la gestion de la douleur soit un élément fondamental de la médecine aiguë pour tous les patients, une attention particulière doit être accordée aux populations spécifiques. Une approche centrée sur le patient, intégrant à la fois des interventions pharmacologiques et non pharmacologiques, est essentielle pour fournir des soins adaptés et efficaces.

Chapitre 19.
LE RÔLE DE L'INFIRMIER DANS LA PRÉVENTION DES ERREURS MÉDICALES

Erreurs courantes en médecine aiguë

La médecine aiguë, avec son rythme rapide et ses situations d'urgence, est inévitablement un terrain propice aux erreurs. Ces erreurs peuvent résulter de divers facteurs, dont la fatigue, la pression du temps, les systèmes défectueux et la communication insuffisante. Comprendre ces erreurs est la première étape pour les prévenir.

1. Erreurs de diagnostic :
La médecine aiguë exige souvent des décisions rapides basées sur des informations limitées. Cela peut conduire à :

Mauvaise interprétation des symptômes : Certains symptômes peuvent être attribués à tort à des affections moins graves.

Ignorer des antécédents médicaux essentiels : Omettre de considérer d'importants antécédents médicaux du patient peut fausser le diagnostic.

Dépendance excessive aux tests diagnostiques : Les tests ne doivent pas remplacer l'évaluation clinique.

2. Erreurs de médication :
Les erreurs de médication sont courantes en médecine aiguë en raison de la complexité et de la rapidité des soins. Elles peuvent inclure :

- **Dosages incorrects :** Administer une dose trop élevée ou trop faible.
- **Interactions médicamenteuses :** Ne pas prendre en compte les autres médicaments que le patient prend déjà.
- **Administration au mauvais patient :** Surtout dans des unités très occupées.

3. Erreurs de communication :
Une communication claire est essentielle, mais souvent compromise dans les environnements stressants.

- **Transitions de soins :** Les erreurs se produisent souvent lorsque les patients sont transférés d'un service à un autre ou d'une équipe à une autre.
- **Non-documentation :** Omettre de documenter des informations essentielles ou de lire attentivement les notes du patient.

4. Erreurs liées aux équipements et technologies :

- **Utilisation incorrecte de l'équipement :** Par exemple, un défibrillateur mal utilisé pendant une réanimation.
- **Défaillances technologiques :** Comme un moniteur de surveillance qui ne fonctionne pas correctement.

5. Erreurs dans la gestion du temps et des priorités :
Dans un environnement où tout semble urgent, il est facile de :

- **Négliger les signes vitaux instables :** Trop se concentrer sur une blessure ou une affection apparente au détriment d'un problème sous-jacent.
- Retarder les soins pour des patients en état critique : Parfois causé par des salles d'urgence surchargées.

6. Ignorer l'importance du bien-être de l'équipe :
La fatigue, le stress et l'épuisement professionnel peuvent contribuer à des erreurs. Ne pas accorder d'importance à

la santé mentale et physique de l'équipe médicale peut avoir des conséquences dramatiques.

Reconnaître les erreurs courantes en médecine aiguë est essentiel pour les prévenir. La formation continue, l'application de protocoles standardisés, une communication claire, l'utilisation appropriée de la technologie et le soutien à l'équipe médicale sont autant d'approches qui peuvent réduire ces erreurs et garantir la meilleure qualité de soins aux patients.

Protocoles et checklists de sécurité

La médecine aiguë est un domaine où les décisions doivent souvent être prises rapidement et sous pression. Dans cet environnement, les protocoles et checklists de sécurité jouent un rôle essentiel pour garantir que chaque patient reçoive des soins sûrs et efficaces. Ces outils sont conçus pour minimiser les erreurs, standardiser les soins et fournir une base solide pour la prise de décision en temps réel.

1. L'importance des protocoles :
Les protocoles fournissent un cadre pour la prise en charge des patients en situations d'urgence. Ils offrent des directives claires et étape par étape, basées sur des preuves scientifiques, pour traiter diverses affections et situations d'urgence.

2. La valeur des checklists :
Contrairement aux protocoles, qui peuvent être plus détaillés, les checklists offrent une série de points rapides à vérifier. Elles sont particulièrement utiles pour s'assurer qu'aucune étape n'est oubliée lors de procédures spécifiques.

3. Exemples courants de protocoles et checklists :

Réanimation cardio-pulmonaire (RCP) : Un protocole standardisé pour la prise en charge d'un arrêt cardiaque.

Prise en charge de l'AVC : Un protocole pour l'administration rapide de traitements thrombolytiques.

Checklist d'intubation : Une liste de contrôle des étapes et du matériel nécessaire pour intuber un patient en toute sécurité.

Checklist de transfusion : Pour garantir la sécurité lors de la transfusion de sang ou de produits sanguins.

4. La mise en place et la formation :
Pour que ces outils soient efficaces, ils doivent être bien conçus, largement accessibles et régulièrement mis à jour. De plus, le personnel doit être formé à leur utilisation et comprendre leur importance.

5. Révision et amélioration continue :
L'efficacité des protocoles et checklists doit être régulièrement évaluée. Les retours d'expérience du personnel, les incidents et les nouvelles découvertes médicales peuvent tous conduire à des révisions.

6. Intégration avec la technologie :
Avec l'avènement de la technologie en médecine, de nombreux protocoles et checklists sont désormais intégrés dans des systèmes électroniques. Cela peut aider à la rapidité et à la précision, mais il est toujours essentiel que le personnel comprenne la base de chaque étape.

En médecine aiguë, où chaque seconde compte, les protocoles et checklists de sécurité sont inestimables. Ils garantissent que les soins dispensés sont cohérents, basés sur les meilleures preuves disponibles et orientés vers la sécurité du patient. Leur intégration réussie nécessite une formation, un engagement et une volonté d'adhérer toujours aux normes les plus élevées de soins médicaux.

Communication et feedback au sein de l'équipe

La dynamique rapide et imprévisible de la médecine aiguë exige une communication claire, concise et efficace entre les membres de l'équipe médicale. En outre, le feedback, constructif et opportuniste, est essentiel pour l'amélioration continue des compétences et des processus. La synergie entre une bonne communication et un feedback efficace peut faire la différence entre la vie et la mort dans de nombreuses situations.

1. L'importance de la communication claire :
En médecine aiguë, les informations doivent être transmises rapidement et sans ambigüité. Qu'il s'agisse d'une réanimation, d'une chirurgie d'urgence ou d'une gestion médicale complexe, chaque membre de l'équipe doit comprendre sa tâche, les attentes et les objectifs du patient.

2. Outils et techniques de communication :

SBAR (Situation, Background, Assessment, Recommendation) : Une méthode structurée pour communiquer des informations critiques.

Briefings et débriefings : Des réunions courtes mais essentielles avant et après des procédures ou des situations d'urgence pour s'assurer que tout le monde est sur la même longueur d'onde.

Signaux verbaux et non verbaux : Il est crucial d'être conscient de sa propre communication non verbale et de celle des autres.

3. Feedback : un outil de croissance :
Le feedback ne doit pas être perçu comme une critique, mais comme une opportunité d'apprendre et de s'améliorer. Il devrait être :

- **Opportuniste :** Donné dès que possible après l'observation.
- **Spécifique :** Se concentrer sur des actions ou des comportements précis.
- **Constructif :** Proposer des solutions ou des alternatives.
- **Bienveillant :** Venir d'un lieu de soutien et d'encouragement.

4. Surmonter les obstacles à la communication :

- **La hiérarchie :** Encourager une culture où tout le monde, quel que soit son niveau ou son rôle, se sente libre de parler et d'exprimer ses préoccupations.
- **Les différences culturelles et linguistiques :** Fournir une formation et des ressources pour aider le personnel à communiquer efficacement malgré les barrières linguistiques ou culturelles.

5. La valeur de la simulation :
La formation par simulation permet aux équipes de s'entraîner à communiquer efficacement dans des situations stressantes, sans risque pour les patients. Elle peut aussi aider à identifier les domaines d'amélioration dans la communication de l'équipe.

La communication et le feedback sont essentiels à la sécurité des patients et à l'efficacité de l'équipe en médecine aiguë. Créer une culture où la communication est valorisée, où le feedback est donné et reçu dans un esprit de croissance, et où les barrières à une communication efficace sont activement identifiées et surmontées, peut améliorer les résultats pour les patients et renforcer la cohésion et la satisfaction de l'équipe.

Chapitre 20.
APPROCHE PALLIATIVE
EN MÉDECINE AIGUË

Comprendre la médecine palliative

La médecine palliative est une spécialité médicale centrée sur la prévention et le soulagement de la souffrance, ainsi que sur l'amélioration de la qualité de vie des patients confrontés à des maladies graves et potentiellement mortelles. Elle s'intéresse à l'ensemble de la personne, en intégrant les dimensions physiques, émotionnelles, sociales et spirituelles du soin.

1. Qu'est-ce que la médecine palliative ?
La médecine palliative est une approche qui améliore la qualité de vie des patients (et de leurs familles) confrontés à des problèmes liés à des maladies potentiellement mortelles, grâce à la prévention et au soulagement de la souffrance, et à l'évaluation globale et minutieuse de la douleur et d'autres symptômes d'ordre physique, psychologique et spirituel.

2. Les principes de base :
   Approche globale : La prise en charge va au-delà du traitement de la douleur physique pour englober les besoins émotionnels, psychologiques et spirituels.
   Interdisciplinarité : L'équipe de soins palliatifs comprend généralement des médecins, des infirmiers, des travailleurs sociaux, des thérapeutes et des conseillers spirituels travaillant de concert.
   Respect de la volonté du patient : Le patient et sa famille sont au cœur des décisions concernant les soins.

3. La médecine palliative n'est pas synonyme de fin de vie :
Bien qu'elle puisse être associée aux soins en fin de vie, la médecine palliative peut être introduite à n'importe quel stade d'une maladie grave, parallèlement à d'autres traitements curatifs.

4. Gestion de la douleur et autres symptômes :
La médecine palliative s'efforce de gérer efficacement la douleur et autres symptômes gênants, qu'ils soient physiques (nausées, essoufflement), émotionnels (anxiété, dépression) ou spirituels.

5. Soutien émotionnel et spirituel :
Reconnaissant que la maladie grave et la mortalité peuvent engendrer des crises existentielles, les soins palliatifs cherchent à offrir un soutien émotionnel et spirituel adapté.

6. Discussion sur la fin de vie :
Les professionnels de la médecine palliative aident les patients et leurs familles à comprendre la maladie, à établir des objectifs de soins et à prendre des décisions éclairées sur les traitements à venir.

7. Les soins palliatifs à domicile :
L'objectif est souvent de permettre au patient de rester chez lui, dans un environnement familier, tout en recevant les soins et le soutien nécessaires.

8. Différence entre soins palliatifs et soins en fin de vie :
Alors que tous les soins en fin de vie sont palliatifs par nature, tous les soins palliatifs ne sont pas nécessairement prodigués en fin de vie.

La médecine palliative s'efforce de voir la personne dans sa globalité, reconnaissant que la souffrance peut se manifester de multiples façons. Elle vise à assurer une vie de qualité, aussi longue qu'elle soit, en plaçant le patient et ses proches au centre des préoccupations.

Gestion des symptômes en fin de vie

La fin de vie est une période délicate, souvent accompagnée d'une variété de symptômes qui nécessitent une prise en charge attentive. Ces symptômes peuvent être physiques, émotionnels, psychologiques ou spirituels. La gestion de ces symptômes est au cœur de la médecine palliative, qui vise à assurer le confort du patient tout en respectant ses souhaits et ses besoins.

1. Douleur :
   Évaluation : La première étape est de comprendre la cause, le type, l'intensité et la fréquence de la douleur.

   Traitements : Ils peuvent inclure des analgésiques, des anti-inflammatoires, des blocages nerveux et des thérapies non médicamenteuses comme la massothérapie ou l'acupuncture.
2. Essoufflement :
   Causes courantes : Problèmes cardiaques, pneumonie, épanchement pleural ou tumoral.

   Prise en charge : L'oxygène, les médicaments bronchodilatateurs, la position assise et les ventilateurs peuvent aider.
3. Nausées et vomissements :
   Causes : Médicaments, constipation, obstructions intestinales ou métastases cérébrales.

   Traitements : Médicaments antiémétiques, ajustements diététiques et thérapies complémentaires comme le gingembre ou l'acupression.
4. Agitation et délire :
   Identification des causes : Médicaments, infections, déséquilibre électrolytique, ou la progression de la maladie.

   Prise en charge : Réévaluation médicamenteuse, sédation palliative, environnement calme, présence de proches.

5. Insomnie :

    Causes : Douleur, médicaments, anxiété ou dépression.

    Traitements : Médicaments sédatifs, rituels du coucher, thérapies de relaxation.

6. Constipation :

    Causes : Immobilité, médicaments comme les opioïdes, déshydratation.

    Prise en charge : Laxatifs, régime riche en fibres, hydratation.

7. Symptômes psychologiques et émotionnels :

    Reconnaissance : Sentiments de tristesse, anxiété, colère, peur ou isolement.

    Interventions : Conseil, thérapie, groupes de soutien, médicaments, techniques de relaxation.

8. Symptômes spirituels :

    Manifestations : Questions sur le sens de la vie, la réconciliation, le pardon ou la peur de la mort.

    Accompagnement : Entretiens spirituels, rites religieux, méditation, accompagnement par un aumônier ou un conseiller spirituel.

La gestion des symptômes en fin de vie nécessite une approche multidimensionnelle qui respecte les besoins uniques de chaque patient. Alors que certains symptômes peuvent être traités avec des interventions médicales, d'autres peuvent nécessiter une approche plus holistique, intégrant des aspects psychologiques, émotionnels et spirituels. La clé est la communication ouverte entre le patient, la famille et l'équipe médicale, permettant une prise en charge individualisée qui vise le confort et la dignité dans cette phase cruciale de la vie.

Communication avec les patients et les familles

La communication est au cœur de la pratique médicale. Pour l'infirmier en médecine aiguë, elle est d'autant plus cruciale, car elle intervient souvent dans des moments de crise, d'incertitude et de vulnérabilité pour les patients et leurs proches. La manière dont les informations sont transmises peut grandement influencer la perception des soins, la satisfaction du patient et même les résultats cliniques.

1. Établir le contact :

   Première impression : Un sourire, un contact visuel et une poignée de main peuvent instaurer la confiance.

   Se présenter : Précisez votre nom et votre rôle pour clarifier votre position dans l'équipe soignante.

2. Écouter activement :

   Montrer de l'intérêt : Accordez une attention totale au patient ou à la famille, sans interruption.

   Langage corporel : Un positionnement face au patient, un contact visuel et un hochement de tête montrent votre implication.

3. Poser des questions ouvertes :

   Encouragez le patient à partager ses préoccupations et ses symptômes en posant des questions comme "Parlez-moi de votre douleur" plutôt que "Avez-vous mal ?".

4. Valider les sentiments :

   Reconnaître les émotions du patient ou de la famille, qu'il s'agisse de peur, d'angoisse ou de frustration, est crucial pour établir une relation de confiance.

5. Utiliser un langage compréhensible :

   Évitez le jargon médical. Adaptez votre langage au niveau de compréhension du patient.

6. Informer et éduquer :

Mise à jour régulière : Tenez le patient et la famille informés des progrès, des résultats des examens et des plans de traitement.

Matériel éducatif : Des brochures ou des vidéos peuvent aider à clarifier des concepts complexes.

7. Clarifier et répéter :

Les patients sous stress peuvent avoir du mal à retenir les informations. Répétez les points clés et vérifiez leur compréhension.

8. Impliquer les familles :

Les proches peuvent fournir des informations précieuses, soutenir le patient et aider à la prise de décision.

9. Gérer les mauvaises nouvelles :

Trouvez un lieu calme, asseyez-vous, soyez empathique et direct. Accordez du temps pour des questions et des réactions émotionnelles.

10. Conclure la conversation :

Résumez les points clés, confirmez le plan d'action et remerciez le patient ou la famille pour leur temps.

La communication n'est pas seulement une question de transmission d'informations. Elle est le fondement d'une relation thérapeutique, facilitant la compréhension, la confiance et la collaboration. Pour l'infirmier en médecine aiguë, maîtriser cet art est essentiel pour assurer une prise en charge optimale du patient et soutenir ses proches dans des moments souvent difficiles.

Chapitre 21.
SOINS INFIRMIERS SPÉCIALISÉS

Soins cardiologiques aigus

Lorsqu'il est question de maladies cardiovasculaires aiguës, le temps est précieux et chaque seconde compte. Les infirmiers jouent un rôle crucial dans la reconnaissance précoce, la prise en charge initiale et le suivi des patients atteints d'affections cardiaques. Découvrez comment l'infirmier intervient lors des situations cardiaques aiguës.

1. Reconnaître l'urgence :
La capacité à détecter rapidement les signes d'un événement cardiaque aigu est primordiale pour instaurer un traitement adéquat.

- **Symptômes cardiaques classiques :** Douleur ou inconfort thoracique, essoufflement, transpiration excessive, nausées ou vomissements.
- **Signes moins typiques :** En particulier chez les femmes, les diabétiques et les personnes âgées, les symptômes peuvent inclure une fatigue inexpliquée, des douleurs abdominales ou des vertiges.

2. Intervention initiale :
L'approche "B.A.S.E." (Bilan, Aspirine, Scope, Electrocardiogramme) est une façon simple et efficace de se souvenir des étapes initiales.

- **Bilan :** Évaluer rapidement l'état du patient.
- **Aspirine :** Administrer de l'aspirine pour prévenir la coagulation, sauf contre-indication.
- **Scope :** Mettre le patient sous surveillance cardiaque.
- **Electrocardiogramme (ECG) :** Un ECG doit être réalisé dans les 10 premières minutes pour identifier les anomalies cardiaques.

3. Soins spécialisés :
Selon l'affection cardiaque diagnostiquée, différentes interventions pourront être nécessaires :

Syndrome coronarien aigu (SCA) : Comprend l'infarctus du myocarde (crise cardiaque) et l'angine instable. Le traitement vise à restaurer le flux sanguin dans le cœur.

Insuffisance cardiaque aiguë : La prise en charge vise à améliorer la fonction cardiaque et à réduire les symptômes comme l'essoufflement.

4. Médicaments couramment utilisés :
La pharmacothérapie est centrale dans la prise en charge des urgences cardiaques.

Antiplaquettaires : Aspirine, clopidogrel.

Anticoagulants : Héparine, enoxaparine.

Bêta-bloquants : Métropolol, aténolol.

Nitroglycérine : Pour soulager la douleur thoracique.

5. Education du patient :
Les infirmiers jouent un rôle central dans l'éducation des patients sur la modification des facteurs de risque.

Arrêt du tabac : Soutenir et orienter le patient vers des programmes d'arrêt du tabagisme.

Diète : Encourager une alimentation équilibrée, pauvre en sel et en graisses saturées.

Activité physique : Discuter de la reprise progressive de l'activité physique après l'événement cardiaque.

6. Préparation à la sortie :
L'orientation des soins ne s'arrête pas à la sortie de l'hôpital. L'infirmier doit s'assurer que le patient :

Comprend l'importance de la prise régulière de ses médicaments.

Connaît les signes d'alerte d'une rechute ou d'une aggravation.

A des rendez-vous de suivi avec son cardiologue.

La prise en charge des urgences cardiaques nécessite une réponse rapide, coordonnée et basée sur des preuves scientifiques. Les infirmiers en médecine aiguë sont à la pointe de cette réponse, offrant des soins critiques, de l'éducation et du soutien pour aider les patients à naviguer dans le complexe monde des affections cardiaques.

Soins neurologiques aigus

Le système nerveux, un réseau complexe qui commande et coordonne toutes les activités de l'organisme, peut être sujet à de nombreux troubles. Face à une pathologie neurologique aiguë, l'intervention rapide et compétente est essentielle. Les infirmiers sont souvent les premiers à évaluer, prendre en charge et surveiller ces patients, jouant un rôle vital dans leur issue.

1. Reconnaissance des symptômes :
Les pathologies neurologiques peuvent se manifester de différentes façons. Savoir les identifier est crucial.

Signes d'accident vasculaire cérébral (AVC) : Paralysie faciale, faiblesse ou engourdissement d'un côté du corps, difficulté à parler ou à comprendre.

Symptômes d'une hémorragie méningée : Maux de tête soudains et intenses, raideur de la nuque, sensibilité à la lumière.

2. Évaluation initiale :
La première heure suite à un événement neurologique est souvent dénommée "l'heure d'or", soulignant l'urgence d'une prise en charge.

Examen neurologique : Évaluer les fonctions cérébrales, le niveau de conscience, la motricité, la sensibilité, les réflexes et les signes d'engagement.

Imagerie cérébrale : Un scanner ou une IRM cérébrale est souvent réalisé pour identifier la cause de l'incident.

3. Prise en charge spécialisée :

Les soins dépendent de la pathologie sous-jacente.

AVC ischémique : Thrombolyse pour dissoudre le caillot responsable de l'ischémie, si le patient est éligible.

Hémorragie cérébrale : Surveillance étroite, contrôle de la tension artérielle, intervention chirurgicale possible pour soulager la pression.

4. Médicaments couramment utilisés :

Antithrombotiques : Pour prévenir la formation de caillots.

Antihypertenseurs : Pour gérer la tension artérielle.

Anticonvulsivants : En cas de crises épileptiques.

5. Surveillance continue :

Signes vitaux : Surveillance régulière pour détecter les changements.

Échelle de Glasgow : Pour évaluer le niveau de conscience.

6. Éducation et soutien :

Reconnaître les signes d'alerte : Éduquer le patient et sa famille à reconnaître les signes précurseurs d'un problème neurologique.

Rééducation : Les séquelles neurologiques peuvent nécessiter une rééducation motrice, orthophonique ou ergothérapique.

7. Préparation à la sortie :

La rééducation et la réadaptation sont souvent nécessaires après un événement neurologique aigu. L'infirmier joue un rôle central pour :

S'assurer que le patient reçoit les médicaments appropriés.

Coordonner les soins avec les professionnels de rééducation.

Assurer un suivi régulier avec le neurologue.

Les défis posés par les affections neurologiques aiguës nécessitent une prise en charge spécialisée et multidisciplinaire. Grâce à leur formation et à leur capacité à travailler en étroite collaboration avec une équipe médicale, les infirmiers sont essentiels pour assurer une prise en charge optimale de ces patients, depuis l'évaluation initiale jusqu'à la réhabilitation.

Soins respiratoires aigus

Le système respiratoire, dédié à l'apport d'oxygène essentiel à nos cellules et à l'expulsion du dioxyde de carbone, peut rapidement être perturbé. Les affections respiratoires aiguës peuvent être mortelles si elles ne sont pas traitées rapidement. Les infirmiers en médecine aiguë sont souvent aux premières loges pour intervenir, évaluer, et assurer le suivi des patients atteints de telles pathologies.

1. Comprendre les mécanismes :
Chaque affection respiratoire a sa spécificité. Leur compréhension est fondamentale pour une prise en charge adaptée.
   Physiologie respiratoire : Comprendre les principes de base de la ventilation, de la diffusion et de la perfusion.
   Interprétation des gaz du sang : Évaluer la saturation en oxygène, le taux de CO_2 et l'équilibre acido-basique.
2. Symptômes courants :
Les troubles respiratoires se manifestent souvent par des symptômes qui requièrent une évaluation rapide.
   Dyspnée : Difficulté à respirer, sentiment d'étouffement.

- **Cyanose :** Coloration bleutée de la peau due à une faible oxygénation.
- **Stridor :** Bruit respiratoire aigu indiquant une obstruction des voies aériennes supérieures.

3. Prise en charge des urgences :

Certaines situations nécessitent une intervention immédiate.

- **Arrêt respiratoire :** Mise en place d'une ventilation assistée.
- **Œdème pulmonaire :** Administration d'oxygène, diurétiques et parfois ventilation mécanique.
- **Asthme aigu sévère :** Administration de bronchodilatateurs, corticoïdes et oxygène.

4. Techniques de ventilation :

Dans les cas graves, une assistance respiratoire peut être nécessaire.

- **Ventilation non invasive (VNI) :** Apport d'oxygène à travers un masque, sans intubation.
- **Ventilation mécanique invasive :** Lorsque le patient est intubé et relié à un respirateur.

5. Médicaments couramment utilisés :

- **Bronchodilatateurs :** Pour ouvrir les voies aériennes.
- **Corticoïdes :** Pour réduire l'inflammation pulmonaire.
- **Antibiotiques :** En cas d'infections respiratoires.

6. Éducation et soutien :

- **Éducation à l'hygiène respiratoire :** Apprendre au patient des techniques de respiration et d'expectoration.
- **Prévention des infections :** Vaccination et gestes barrières.

7. Préparation à la sortie :

L'infirmier joue un rôle essentiel dans la prévention des réhospitalisations.

- Conseils sur l'observance médicamenteuse.
- Éducation sur la reconnaissance des signes d'aggravation.

- Coordination avec le pneumologue et les professionnels de la rééducation respiratoire.

Les soins respiratoires aigus mettent en lumière la délicatesse de notre système respiratoire et l'importance d'une intervention rapide et adéquate. Par leur expertise, leur sens de l'observation et leur engagement, les infirmiers en médecine aiguë sont indispensables pour assurer la meilleure prise en charge possible des patients présentant des défaillances respiratoires.

Chapitre 22.
LA GESTION
DES URGENCES ENVIRONNEMENTALES

Hypothermie et hyperthermie

L'équilibre thermique du corps humain est essentiel au bon fonctionnement de nos systèmes et organes. Toute variation importante, qu'il s'agisse d'une chute ou d'une élévation de la température corporelle, peut avoir des conséquences sérieuses. Les infirmiers en médecine aiguë doivent être préparés à identifier et traiter rapidement ces situations.

1. Comprendre les mécanismes :
L'homéostasie thermique est un processus complexe qui fait intervenir de nombreux mécanismes.

- **Régulation thermique :** Le rôle de l'hypothalamus, principal régulateur de la température corporelle.
- **Facteurs externes et internes :** Influence de l'environnement, activité métabolique, infections, médicaments.

2. Hypothermie : le froid qui met en danger

- **Causes et facteurs de risque :** Exposition prolongée au froid, immersion dans l'eau froide, hypoglycémie, traumatismes, certaines affections médicales.
- **Symptômes :** Frissons, confusion, troubles du rythme cardiaque, faiblesse.
- **Prise en charge :** Réchauffement progressif, surveillance des fonctions vitales, administration de liquides chauds, utilisation de couvertures chauffantes.
- **Complications :** Arrêt cardiaque, gelures, insuffisance rénale aiguë.

3. Hyperthermie : la chaleur qui consume

Causes et facteurs de risque : Canicules, effort physique intense, certains médicaments, syndromes malin des neuroleptiques.

Symptômes : Peau chaude et sèche, confusion, convulsions, tachycardie.

Prise en charge : Refroidissement rapide, hydratation, antipyrétiques, ventilation.

Complications : Déshydratation, insuffisance rénale aiguë, troubles de la coagulation.

4. Interventions courantes :

Évaluation rapide : Mesure de la température corporelle, évaluation de l'état de conscience.

Gestion de la déshydratation : Administration de solutés par voie intraveineuse.

Surveillance : Surveillance continue de la température, du rythme cardiaque et de la tension artérielle.

5. Prévention :

Éducation du patient : Sensibilisation aux dangers liés aux températures extrêmes, importance de la protection contre le froid ou la chaleur, hydratation.

Conseils aux familles : Reconnaître les signes d'hypothermie ou d'hyperthermie, quand solliciter une aide médicale.

Hypothermie et hyperthermie, bien que contraires dans leur nature, sont toutes deux des urgences médicales qui requièrent une prise en charge rapide et spécialisée. Les infirmiers en médecine aiguë jouent un rôle clé dans l'identification, le traitement et la prévention de ces dérèglements thermiques, garantissant ainsi le bien-être et la sécurité des patients.

Morsures et piqûres d'animaux

La rencontre inopportune avec la faune, qu'elle soit domestique ou sauvage, peut parfois entraîner des blessures douloureuses et potentiellement graves. Qu'il s'agisse de morsures de chien, de piqûres d'araignées ou d'attaques d'autres animaux, les infirmiers en médecine aiguë sont souvent les premiers à intervenir pour évaluer et traiter ces lésions.

1. Reconnaître les différents types de blessures :
Chaque animal possède une anatomie et un comportement distincts, qui se reflètent dans le type et la gravité des blessures qu'ils peuvent infliger.

- **Morsures :** Les conséquences des crocs, becs, ou autres.
- **Piqûres :** Les dards, les épines, les aiguillons.

2. Morsures courantes :

- **Morsures de chiens :** Les signes d'infection, l'importance d'une évaluation rapide, la prévention.
- **Morsures de chats :** Risque accru d'infections, approche thérapeutique.
- **Autres animaux domestiques et sauvages :** Reconnaître et traiter les blessures de rongeurs, serpents, animaux exotiques.

3. Piqûres courantes :

- **Insectes :** Abeilles, guêpes, moustiques, puces, tiques.
- **Araignées :** Piqûres potentiellement toxiques et leurs symptômes, gestion des complications.
- **Animaux marins :** Méduses, oursins, raies.

4. Prise en charge initiale :

- **Évaluation :** Inspection de la plaie, évaluation de la douleur, vérification de l'état vaccinal (tétanos).
- **Nettoyage et désinfection :** La meilleure façon de prévenir l'infection.

Traitement symptomatique : Gestion de la douleur, des réactions allergiques, des œdèmes.

5. Complications potentielles :

Infections : Symptômes, traitements, prévention.

Réactions allergiques : De la réaction locale à l'anaphylaxie.

Toxines et venins : Antidotes et traitements spécifiques.

6. Prévention :

Éducation du patient : Comment éviter les morsures et piqûres, comportements sécuritaires.

Conseils aux propriétaires d'animaux : Formation, vaccination, responsabilités.

Les morsures et piqûres d'animaux peuvent varier de simples irritations à des urgences médicales. Une évaluation rapide et une prise en charge adaptée sont essentielles pour minimiser les complications. Les infirmiers en médecine aiguë, avec leurs compétences et leur expérience, sont primordiaux dans la gestion de ces incidents, assurant ainsi une intervention efficace et rassurant les patients blessés.

Expositions toxiques et intoxications

Dans l'univers de la médecine aiguë, les intoxications et expositions toxiques représentent une fréquence notable d'admissions. Ces situations peuvent survenir suite à un accident domestique, une ingestion volontaire dans un contexte suicidaire ou encore une exposition professionnelle. De la détection rapide des symptômes à l'administration de traitements spécifiques, l'infirmier est un acteur essentiel de la prise en charge.

1. Reconnaissance des expositions toxiques :

Historique de l'exposition : Déterminer la substance, la voie d'exposition, le temps écoulé.

Symptômes initiaux : Les signes généralement observés selon le toxique ingéré ou rencontré.

2. Types courants d'expositions :

Médicaments : Surdose intentionnelle ou accidentelle, interactions médicamenteuses.

Produits ménagers : Détergents, agents de nettoyage, insecticides.

Produits industriels : Exposition professionnelle, inhalation de vapeurs toxiques.

Plantes et champignons : Reconnaissance et symptômes spécifiques.

Substances illicites : Opiacés, stimulants, hallucinogènes.

3. Evaluation clinique :

Tri et évaluation initiale : Signes vitaux, état neurologique, symptômes gastro-intestinaux.

Tests diagnostiques : Gaz sanguins, niveaux toxiques spécifiques, imagerie.

4. Interventions thérapeutiques :

Décontamination : Lavage gastrique, administration de charbon activé, chélation.

Soutien des fonctions vitales : Ventilation, médicaments de soutien cardiovasculaire, corrections électrolytiques.

Antidotes : Utilisation spécifique selon le poison, par exemple, le Naloxone pour les surdoses d'opiacés.

5. Suivi et surveillance :

Monitoring continu : Surveillance des signes vitaux, état neurologique, fonctions rénales et hépatiques.

Consultation spécialisée : Involvement d'un toxicologue ou d'un centre antipoison.

6. Education et prévention :

Conseils pour le domicile : Sécurité des médicaments, rangement des produits toxiques.

Information communautaire : Sensibilisation aux risques, ateliers, interventions scolaires.

7. Aspects psychosociaux :

Evaluation psychiatrique : Pour les ingestions volontaires ou les comportements auto-destructeurs.

Soutien : Encourager les entretiens avec des travailleurs sociaux, psychologues, ou autres professionnels de la santé mentale.

Face à une intoxication ou une exposition toxique, l'infirmier joue un rôle pivot. Que ce soit pour évaluer la situation, administrer les traitements adéquats ou soutenir le patient et sa famille, sa présence et ses compétences sont cruciales. La capacité à agir rapidement et efficacement dans ces situations peut faire la différence entre la vie et la mort, soulignant l'importance de la formation et de la préparation dans ce domaine particulier de la médecine aiguë.

Chapitre 23.
GESTION DES SITUATIONS PSYCHIATRIQUES AIGUËS

Évaluation du patient psychiatrique

Au sein d'un service de médecine aiguë, l'infirmier est régulièrement confronté à des patients présentant des troubles psychiatriques, qu'ils soient sous-jacents ou aigus. L'évaluation précise et empathique de ces patients est essentielle pour garantir leur sécurité et leur bien-être, tout en établissant un plan de soins adapté.

1. Approche initiale :
   - **Attitude bienveillante :** L'établissement d'un rapport de confiance est essentiel pour recueillir des informations fiables et pour la sécurité du patient.
   - **Évaluation de la sécurité :** Identifier les risques immédiats, tels que l'agressivité ou les idées suicidaires.
2. Anamnèse détaillée :
   - **Motif de consultation :** Quelle est la raison principale de la visite ou de l'hospitalisation ?
   - **Historique psychiatrique :** Episodes précédents, traitements suivis, hospitalisations.
3. Évaluation de l'état mental :
   - **Apparence générale :** Comportement, habillement, hygiène.
   - **Comportement :** Agitation, apathie, tremblements, postures inhabituelles.
   - **Humeur et affect :** Triste, euphorique, plat, labile.
   - **Discours :** Rapidité, cohérence, pertinence.
   - **Pensée :** Cohérence, contenu (idées délirantes, hallucinations).

Perception : Hallucinations auditives, visuelles, olfactives, tactiles.

Orientation et conscience : Lieu, temps, situation.

Mémoire : Court terme, long terme.

Capacités cognitives : Attention, concentration, jugement.

Idées suicidaires ou homicidaires : Présence, plan, moyens, antécédents.

4. Exploration des antécédents :

Médicaux : Maladies, traitements, chirurgies.

Psychiatriques : Troubles précédents, hospitalisations, médicaments.

Sociaux : Situation familiale, professionnelle, habitudes de vie.

5. Évaluation physique :

Recherche de symptômes physiques : Certains troubles, comme la dépression, peuvent s'accompagner de symptômes physiques tels que la fatigue ou les maux de tête.

Examen neurologique : Pour écarter des pathologies organiques pouvant mimer des troubles psychiatriques.

6. Planification du plan de soins :

Stabilisation : Assurer la sécurité du patient, traiter les symptômes aigus.

Orientation : Selon la gravité et le diagnostic, hospitalisation en psychiatrie, consultation spécialisée ou suivi ambulatoire.

7. Éducation et conseils :

Information : Expliquer au patient sa condition, les traitements proposés.

Ressources : Fournir des contacts utiles, groupes de soutien, structures d'aide.

L'évaluation d'un patient psychiatrique dans un contexte aigu requiert à la fois des compétences cliniques spécifiques et une capacité d'empathie et d'écoute.

L'infirmier est souvent en première ligne dans cette évaluation, jouant un rôle crucial dans la détection des troubles, la sécurité du patient et la mise en place d'une prise en charge adaptée. Il est donc essentiel pour lui d'être bien formé et de disposer des ressources nécessaires pour accompagner au mieux ces patients dans des moments souvent difficiles.

Gestion des crises liées à des troubles de l'humeur, psychoses et autres

Au cœur des services de médecine aiguë, les infirmiers sont fréquemment confrontés à des patients atteints de troubles de l'humeur, de psychoses ou d'autres pathologies psychiatriques qui peuvent s'aggraver brusquement. La gestion de ces crises est cruciale pour la sécurité et le bien-être du patient, mais également pour le personnel soignant et les autres patients.

1. Compréhension des troubles :
   - **Troubles de l'humeur :** Comme la dépression majeure, la bipolarité, où les patients peuvent présenter une tristesse profonde, une anhédonie ou, à l'inverse, une euphorie excessive.
   - **Psychoses :** Comme la schizophrénie, où les patients peuvent avoir des hallucinations, des délires ou un retrait social.
   - **Troubles anxieux, troubles de la personnalité et autres :** Chaque pathologie a ses propres manifestations et risques associés.
2. Évaluation initiale :
   - **Établir un contact :** Communiquer calmement, en établissant un contact visuel et en utilisant le prénom du patient.
   - **Évaluer le niveau d'agitation :** Identifier les signes d'agressivité ou de dangerosité.

3. Techniques de désescalade :

Écoute active : Valider les sentiments du patient sans nécessairement valider ses délires ou hallucinations.

Espace personnel : Respecter la bulle personnelle du patient, tout en s'assurant d'avoir une sortie accessible.

Proposer des solutions : Comme une pièce calme, une médication ou un entretien avec un spécialiste.

4. Utilisation de médicaments :

Anxiolytiques ou sédatifs : Utilisés pour calmer un patient très agité ou agressif.

Antipsychotiques : Si le patient présente des symptômes psychotiques aigus.

Stabilisateurs de l'humeur : Dans le cas d'une crise maniaque chez un patient bipolaire.

5. Mesures de sécurité :

Isolation du patient : Dans une pièce sécurisée si nécessaire, pour sa propre sécurité et celle des autres.

Restraint physique : En dernier recours, avec l'autorisation médicale, et toujours en respectant la dignité du patient.

6. Évaluation approfondie :

Antécédents : Comprendre le contexte de la crise, les médicaments pris, l'adhérence au traitement, etc.

Déclencheurs potentiels : Événements de vie, substance utilisée, etc.

7. Planification du plan de soins :

Orientation spécialisée : Hospitalisation en unité psychiatrique, consultation avec un psychiatre ou un psychologue.

Suivi régulier : Pour éviter les rechutes et assurer une prise en charge globale.

8. Éducation et sensibilisation :

Thérapies : Encourager le patient à participer à des thérapies, groupes de soutien ou ateliers.

Médication : Expliquer l'importance de l'adhésion au traitement et les effets secondaires potentiels.

Face à des crises psychiatriques aiguës, l'infirmier doit agir avec rapidité, compétence et compassion. La clé est d'équilibrer l'urgence de la situation avec le respect et la dignité du patient. Cette gestion nécessite une formation adéquate, des ressources appropriées et une capacité à travailler en équipe. Chaque crise est unique, mais avec les bonnes compétences et l'approche appropriée, l'infirmier peut faire une différence significative dans la vie de ses patients.

Prise en charge du patient suicidaire

La rencontre avec un patient suicidaire est l'un des défis les plus délicats et complexes que les professionnels de santé puissent affronter en médecine aiguë. La gravité potentielle et la nature urgente de la situation demandent une prise en charge immédiate, minutieuse et compassionnée.

1. Évaluation initiale :
   - **Établir un rapport de confiance :** Adoptez une approche calme, non jugementale et empathique pour encourager le patient à s'exprimer.
   - **Détermination du risque :** Posez des questions directes sur les idées suicidaires, les plans, les moyens et les intentions. Cherchez à comprendre s'il y a eu des tentatives antérieures ou des antécédents familiaux.
2. Sécurité avant tout :
   - **Éloignement des moyens :** Assurez-vous que le patient n'ait pas accès à des objets tranchants, médicaments ou autres moyens potentiels.

Surveillance continue : Un patient à haut risque peut nécessiter une surveillance constante pour assurer sa sécurité.

3. Exploration des facteurs déclenchants :

Événements de vie récents : Perte, ruptures, échecs professionnels ou académiques, traumatismes, etc.

États psychopathologiques : Dépression, troubles de la personnalité, psychoses, troubles anxieux, addiction, etc.

4. Soutien médicamenteux :

Médicaments psychotropes : Certains antidépresseurs, anxiolytiques ou antipsychotiques peuvent être prescrits, selon la condition sous-jacente.

Surveillance des effets secondaires : Certains médicaments peuvent augmenter temporairement le risque suicidaire, en particulier chez les jeunes.

5. Collaboration interprofessionnelle :

Consultation psychiatrique : Une évaluation plus approfondie par un psychiatre est souvent nécessaire.

Travail en réseau : Psychologues, travailleurs sociaux, conseillers, thérapeutes et la famille peuvent tous jouer un rôle crucial dans la prise en charge.

6. Élaboration d'un plan de sécurité :

Éviter l'isolement : Encouragez le patient à rester entouré de proches de confiance.

Contact d'urgence : Assurez-vous que le patient ait accès à des numéros d'urgence ou des ressources en cas de crise.

7. Orientation et suivi :

Hospitalisation : Dans les cas à haut risque, une hospitalisation en unité psychiatrique peut être nécessaire.

Suivi régulier : Les premiers jours et semaines après la crise sont cruciaux. Assurez-vous que le patient ait un suivi médical et psychologique rapproché.

8. Éducation et prévention :

Éviter l'alcool et les drogues : Ces substances peuvent exacerber les idées suicidaires.

Encourager la parole : Insistez sur l'importance de parler de ses émotions et de ses pensées, sans jugement ni stigmatisation.

La prise en charge d'un patient suicidaire nécessite une approche holistique, centrée sur la sécurité, l'évaluation du risque et le soutien continu. Chaque patient est unique, et une compréhension profonde de ses défis personnels et médicaux est essentielle. En médecine aiguë, les professionnels doivent être armés des compétences, de la connaissance et de la compassion nécessaires pour naviguer à travers ces moments délicats, toujours dans l'espoir de protéger et de sauver des vies.

Chapitre 24.
INTERVENTIONS CHIRURGICALES D'URGENCE

Rôle de l'infirmier dans la préparation chirurgicale

La préparation chirurgicale est une étape cruciale pour assurer le bon déroulement de l'intervention et minimiser les complications postopératoires. L'infirmier joue un rôle central dans ce processus, servant de lien entre le patient, la famille et l'équipe médico-chirurgicale.

1. Évaluation préopératoire :
   Collecte des données : L'infirmier recueille les antécédents médicaux, les allergies, les médicaments actuels, les antécédents chirurgicaux, et d'autres informations pertinentes pour évaluer le risque chirurgical.
   Examen physique : Bien que succinct, cet examen permet d'obtenir des informations vitales sur l'état du patient avant la chirurgie.
2. Éducation du patient :
   Information sur la procédure : L'infirmier explique la nature de l'intervention, son déroulement, les risques associés et le processus de récupération.
   Préparation mentale : L'infirmier offre un soutien émotionnel, répond aux questions et dissipe les inquiétudes du patient.
3. Préparation physique :
   Jeûne : L'infirmier s'assure que le patient comprend et respecte les instructions concernant le jeûne avant l'intervention.

Préparation cutanée : En fonction de la chirurgie, une désinfection cutanée ou un rasage peut être nécessaire.

Médication : Administration de médicaments préopératoires comme les antiseptiques, les antibiotiques prophylactiques ou les anxiolytiques.

4. Vérifications administratives :

Consentement éclairé : L'infirmier s'assure que le patient a bien compris l'intervention et ses risques, et a signé le formulaire de consentement.

Coordination avec l'équipe : L'infirmier confirme l'horaire de l'opération, le type d'anesthésie, et tout autre détail logistique.

5. Prise en charge émotionnelle :

Soutien : L'infirmier rassure le patient et sa famille, leur offrant un espace pour exprimer leurs craintes ou préoccupations.

6. Anticipation des besoins postopératoires :

Éducation : L'infirmier informe le patient sur les soins postopératoires, la gestion de la douleur, la mobilisation, la nutrition, etc.

Préparation des dispositifs : Assure que tout le matériel nécessaire pour les soins postopératoires (drains, cathéters, pompes à analgésie, etc.) soit prêt et fonctionnel.

7. Coordination avec l'équipe chirurgicale :

Communication : L'infirmier fait le lien entre le patient, l'anesthésiste, le chirurgien et tout autre membre de l'équipe, assurant une transition en douceur du patient vers le bloc opératoire.

L'infirmier en préparation chirurgicale est un pilier essentiel du processus chirurgical. Sa capacité à évaluer, éduquer, soutenir, et coordonner assure non seulement le bon déroulement de l'intervention, mais aussi le bien-être et la sécurité du patient. Cette multifonctionnalité reflète la complexité et la richesse du métier infirmier dans le domaine chirurgical.

Soins post-opératoires immédiats

Après une chirurgie, les soins post-opératoires immédiats sont essentiels pour assurer la récupération rapide du patient, prévenir les complications et assurer sa sécurité. Ces soins, souvent administrés en salle de réveil ou en unité de soins intensifs, nécessitent une attention et une surveillance continues.

1. Surveillance vitale :

   Signes vitaux : Contrôle régulier de la tension artérielle, du pouls, de la respiration et de la température.

   Saturation en oxygène : Surveillance de la SpO2 pour déceler toute hypoxie postopératoire.
2. Évaluation neurologique :

   Conscience : Vérification régulière du niveau de conscience, de l'orientation et de la capacité de réponse aux commandes simples.

   Réflexes pupillaires : Ils sont vérifiés pour s'assurer de la perfusion et de la fonction cérébrales adéquates.
3. Gestion de la douleur :

   Évaluation : L'infirmier évalue régulièrement la douleur du patient à l'aide d'échelles standardisées.

   Médication : Administration des antalgiques prescrits et ajustement selon l'évaluation de la douleur.
4. Surveillance de la fonction respiratoire :

   Observation : Surveillance de la fréquence et de la profondeur de la respiration, ainsi que des efforts respiratoires.

Auscultation : Écoute des bruits respiratoires pour déceler des anomalies comme les crépitants ou les sibilants.

5. Surveillance de la fonction cardiovasculaire :

Monitorage : Surveillance continue de l'électrocardiogramme pour détecter des arythmies ou des signes d'ischémie.

Périfusion : Vérification de la coloration, de la température et de la perfusion capillaire des extrémités.

6. Surveillance du site opératoire :

Inspection : Contrôle visuel pour détecter un saignement, un hématome ou une infection.

Drains et cathéters : Surveillance du débit et de l'apparence des écoulements.

7. Surveillance de la fonction rénale :

Diurèse : Mesure régulière de la quantité et de l'apparence de l'urine.

Cathéter urinaire : Vérification du fonctionnement et prévention des infections associées.

8. Hydratation et équilibre électrolytique :

Voies d'administration : Surveillance des perfusions intraveineuses, vérification du débit et du site de perfusion.

Bilans : Tenue à jour des entrées et sorties fluides, et anticipation des besoins d'hydratation.

9. Évaluation gastro-intestinale :

Nausées et vomissements : Prévention et traitement des nausées postopératoires.

Perception des bruits intestinaux : Auscultation pour évaluer le retour de la motilité intestinale.

10. Communication :

Réassurance : Rassurer le patient, l'informer du succès de l'intervention et répondre à ses questions.

Transition : Préparation du patient pour le transfert vers une unité de soins ou sa chambre.

Les soins post-opératoires immédiats nécessitent une expertise, une attention et une rapidité d'action. L'infirmier se positionne comme le premier répondant, anticipant et gérant les complications potentielles, tout en offrant un soutien émotionnel au patient qui vient de subir une intervention. C'est un moment crucial où la compétence, la compassion et la collaboration se combinent pour assurer les meilleurs résultats pour le patient.

Gestion des complications chirurgicales

La chirurgie, aussi soignée soit-elle, présente inévitablement des risques de complications. Ces complications peuvent survenir pendant l'opération elle-même, ou pendant la période post-opératoire. La prise en charge rapide et efficace de ces complications est essentielle pour minimiser les séquelles et maximiser les chances de récupération complète du patient.

1. Hémorragie post-opératoire :
    Reconnaissance : Une baisse soudaine de la tension artérielle, une tachycardie, une pâleur et une faiblesse peuvent indiquer une hémorragie.
    Intervention : L'infirmier doit alerter immédiatement l'équipe chirurgicale, arrêter tout anticoagulant, administrer des fluides intraveineux et préparer le patient pour d'éventuelles investigations ou une réintervention.
2. Infection du site opératoire :
    Reconnaissance : Rougeur, chaleur, douleur, enflure et écoulement purulent du site opératoire sont des signes typiques.
    Intervention : Nettoyer la plaie, prélever pour analyse bactériologique, administrer des antibiotiques selon la prescription et surveiller étroitement.

3. Thromboembolie veineuse :

    Reconnaissance : Douleur, enflure et rougeur d'un membre sont des signes d'une thrombose veineuse profonde. Une embolie pulmonaire peut se manifester par une dyspnée, douleur thoracique et syncope.

    Intervention : Immobilisation du patient, administration d'anticoagulants, surveillance étroite et éventuellement, exploration imagée.

4. Ileus post-opératoire :

    Reconnaissance : Absence de bruits intestinaux, distension abdominale, vomissements et absence d'émission de gaz ou de selles.

    Intervention : Maintien du jeûne, aspiration gastrique et surveillance étroite.

5. Déhiscence ou éviscération de la plaie :

    Reconnaissance : Séparation des bords de la plaie avec éventuellement une protrusion des organes internes.

    Intervention : Couvrir la plaie avec un pansement stérile humide, placer le patient en position semi-assise et alerter immédiatement l'équipe chirurgicale.

6. Complications pulmonaires :

    Reconnaissance : Dyspnée, cyanose, douleur thoracique, et diminution ou absence des bruits respiratoires peuvent indiquer un pneumothorax, une atelectasie ou une pneumonie.

    Intervention : Oxygénothérapie, physiothérapie respiratoire, antibiotiques si nécessaire et éventuellement une thoracocentèse.

7. Complications rénales :

    Reconnaissance : Diminution ou absence d'urine, gonflement, élévation de la créatinine sérique.

    Intervention : Hydratation, ajustement des médicaments, surveillance étroite et éventuellement dialyse.

8. Complications neurologiques :

Reconnaissance : Changements de conscience, faiblesse, paralysie, difficulté à parler.

Intervention : Surveillance neurologique régulière, scanner ou IRM cérébrale, ajustement des médicaments.

La reconnaissance précoce et la gestion efficace des complications chirurgicales sont essentielles pour assurer la sécurité du patient. L'infirmier joue un rôle central en étant souvent le premier à identifier une complication. Une communication efficace avec l'équipe chirurgicale, une connaissance approfondie des signes avant-coureurs et une réaction rapide peuvent faire la différence entre une issue favorable et un résultat tragique.

Chapitre 25.
LES SOINS INFIRMIERS
EN SITUATION DE PANDÉMIE

Préparation et réponse à une pandémie

Dans le monde moderne, les pandémies peuvent se propager rapidement en raison de la densité de la population et de la mobilité accrue des personnes. L'histoire récente, avec la pandémie de COVID-19, en est un exemple frappant. La préparation et la réponse à une pandémie sont essentielles pour minimiser l'impact sur la santé publique et l'économie.

1. Évaluation et surveillance :
   - **Reconnaissance précoce :** Les systèmes de surveillance épidémiologique doivent être mis en place pour détecter rapidement les nouvelles infections ou les changements dans les tendances des maladies existantes.
   - **Collecte de données :** Assurer une collecte de données rapide et précise pour comprendre la nature et la propagation de la maladie.
2. Planification et coordination :
   - **Planification d'urgence :** Chaque pays doit avoir un plan d'urgence détaillé pour faire face à une pandémie, incluant les ressources nécessaires, les procédures et les rôles.
   - **Coordination :** Une communication fluide entre les gouvernements, les organisations de santé et le secteur privé est cruciale pour une réponse unifiée et efficace.

3. Ressources médicales :

Stocks : Il est vital de constituer des réserves de médicaments, de vaccins (si disponibles), d'équipements de protection individuelle et de respirateurs.

Infrastructures : Préparer des hôpitaux de campagne, des unités d'isolement et augmenter la capacité des hôpitaux existants.

4. Éducation et communication :

Information du public : Utiliser tous les canaux disponibles pour informer le public sur les symptômes, les modes de transmission, et les mesures préventives.

Formation des professionnels de santé : Assurer que tout le personnel médical est correctement formé pour reconnaître, traiter et prévenir la transmission.

5. Mesures de santé publique :

Isolement et quarantaine : Isoler rapidement les personnes infectées et, si nécessaire, mettre en quarantaine les zones touchées.

Distanciation sociale : En cas de transmission rapide, mettre en place des mesures de distanciation sociale, y compris la fermeture d'écoles, de lieux de travail et l'annulation d'événements publics.

Voyages : Réguler, limiter, voire interdire les voyages vers et depuis les zones touchées.

6. Recherche et développement :

Recherche : Mener des études pour comprendre la maladie, ses modes de transmission, et ses impacts.

Développement : Investir dans la recherche pour le développement de traitements et de vaccins.

7. Soutien psychosocial :

Aide mentale : Reconnaître que les pandémies peuvent avoir un impact psychologique majeur sur les individus et mettre en place des systèmes de soutien.

Communauté : Encourager les actes de solidarité et d'entraide communautaire pour surmonter la crise ensemble.

8. Évaluation post-pandémique :

Revue : Une fois la pandémie maîtrisée, effectuer une revue complète des actions prises pour identifier les domaines d'amélioration.

Préparation pour l'avenir : Utiliser les leçons apprises pour renforcer la préparation et la réponse à de futures pandémies.

La préparation et la réponse à une pandémie nécessitent une coordination sans précédent à tous les niveaux de la société. L'anticipation, la flexibilité et la solidarité sont essentielles pour minimiser les impacts sur la santé et l'économie. Alors que chaque pandémie présente ses propres défis, les principes fondamentaux de la préparation et de la réponse demeurent constants.

Protection personnelle et prévention de la transmission

La protection personnelle et la prévention de la transmission sont cruciales dans tout environnement de soins de santé, mais elles deviennent encore plus essentielles en médecine aiguë où la rapidité des interventions et la gravité des cas peuvent augmenter le risque d'exposition à des agents infectieux.

1. La barrière de la peau :
La peau est notre première ligne de défense contre les infections. Elle agit comme une barrière protectrice, empêchant la pénétration de micro-organismes pathogènes. L'intégrité de cette barrière doit être maintenue, et toute lésion ou coupure doit être immédiatement soignée.

2. Équipement de protection individuelle (EPI) :
   Gants : Ils doivent être portés lors de tout contact avec du sang, des liquides corporels, des muqueuses ou de la peau non intacte. Ils doivent être changés entre chaque patient.
   Masques et respirateurs : Ils réduisent le risque d'inhalation d'agents infectieux. Le choix entre masque chirurgical ou respirateur dépend de l'évaluation du risque.
   Blouses, tabliers et combinaisons : Protègent le soignant des éclaboussures de liquides corporels.
   Protection oculaire : Les lunettes ou les écrans faciaux sont essentiels lorsque des éclaboussures sont possibles.

3. Hygiène des mains :
L'un des moyens les plus efficaces de prévenir la transmission est le lavage régulier et minutieux des mains avec de l'eau et du savon ou l'utilisation de désinfectants à base d'alcool. Les mains doivent être lavées avant et après chaque interaction avec un patient, après avoir enlevé les EPI, après être allé aux toilettes et avant de manger.

4. Étiquette respiratoire :
Tousser ou éternuer dans un mouchoir ou dans le coude, éviter de toucher le visage, et se laver les mains immédiatement après avoir toussé ou éternué contribuent à prévenir la propagation des infections respiratoires.

5. Manipulation et élimination des déchets médicaux :
Les déchets médicaux potentiellement contaminés doivent être manipulés avec soin et éliminés conformément aux directives sanitaires.

6. Nettoyage et désinfection :
Les surfaces, en particulier celles qui sont fréquemment touchées, doivent être régulièrement nettoyées et

désinfectées. Les instruments médicaux doivent être correctement stérilisés.

7. Formation et sensibilisation :
La formation régulière du personnel sur l'utilisation correcte des EPI, l'hygiène des mains et les procédures de prévention est essentielle.

8. Vaccination :
La vaccination du personnel médical contre des maladies transmissibles courantes est une autre stratégie clé de prévention.

9. Surveillance des infections nosocomiales :
Un système de surveillance doit être mis en place pour identifier rapidement toute flambée d'infections au sein de l'établissement et prendre les mesures appropriées.

La protection personnelle et la prévention de la transmission sont des éléments fondamentaux de la pratique médicale. En mettant en place des mesures rigoureuses et en veillant à leur respect, les établissements de santé peuvent protéger à la fois le personnel médical et les patients, tout en assurant la prestation de soins de la plus haute qualité.

Soutien psychologique pour les patients, les familles et le personnel

La médecine aiguë, de par son caractère urgent et souvent inattendu, génère un niveau élevé de stress non seulement pour les patients, mais aussi pour leurs familles et le personnel soignant. Gérer cette pression demande une solide infrastructure de soutien psychologique.

1. Pour les patients :

Accompagnement émotionnel : À leur arrivée, les patients sont souvent submergés par la peur et l'anxiété. L'établissement d'une relation de confiance, la disponibilité à l'écoute et le partage d'informations claires peuvent alléger ces sentiments.

Prise en charge de la douleur : Au-delà de la douleur physique, les patients peuvent éprouver une douleur émotionnelle. Une évaluation holistique de la douleur et des interventions adaptées peuvent offrir un réel soulagement.

Disponibilité des services psychologiques : Les psychologues et les conseillers doivent être facilement accessibles pour fournir un soutien adapté.

2. Pour les familles :

Salles d'attente apaisantes : Ces espaces doivent être conçus pour offrir un environnement calme, avec des informations disponibles sur la prise en charge des patients.

Mise à jour régulière : La communication transparente et régulière avec les familles réduit leur anxiété et instaure la confiance.

Groupes de soutien : Les groupes de parole ou les ateliers peuvent aider les familles à partager leurs expériences et à trouver du soutien mutuel.

3. Pour le personnel :

Supervision et soutien : Les équipes doivent bénéficier de séances de supervision régulières pour discuter des cas difficiles, partager des sentiments et chercher des solutions collectivement.

Programmes de bien-être : Les activités telles que le yoga, la méditation ou les ateliers sur la gestion du stress peuvent être bénéfiques.

Accès à des conseillers ou psychologues : Face à des situations traumatisantes, le personnel peut avoir besoin de sessions individuelles.

Formation continue : Les formations sur la gestion de la communication, la désescalade des conflits ou la gestion du stress peuvent outiller davantage le personnel.

Événements d'équipe : Organiser des événements d'intégration ou des activités de loisir peut renforcer les liens au sein de l'équipe et offrir des moments de détente.

Le soutien psychologique en médecine aiguë est un pilier essentiel pour garantir la qualité des soins et le bien-être de tous. Les institutions médicales, conscientes des impacts émotionnels et psychologiques de l'environnement aigu, doivent mettre en place des mécanismes de soutien robustes pour les patients, leurs familles et le personnel.

Chapitre 26.
AVANCEMENTS ET RECHERCHE EN MÉDECINE AIGUË

Dernières découvertes et avancements en soins aigus

L'univers de la médecine est en perpétuelle évolution, et la médecine aiguë ne fait pas exception. Grâce aux avancées technologiques, aux nouvelles recherches et à l'amélioration des protocoles, le domaine des soins aigus connaît des transformations constantes qui améliorent la qualité des soins offerts aux patients.

1. Technologies avancées en imagerie médicale :
Les progrès en imagerie, tels que l'échographie point-of-care et les scanners plus rapides, permettent aux cliniciens de diagnostiquer plus précisément et rapidement, réduisant ainsi le temps nécessaire pour administrer un traitement adéquat.

2. Intelligence artificielle et analyse de données :
L'IA est de plus en plus utilisée pour anticiper les complications potentielles chez les patients, en analysant des données complexes en temps réel. Cela améliore l'efficacité des soins et la prévention des situations critiques.

3. Télémédecine :
Si la télémédecine était déjà en progression, la pandémie de COVID-19 a accentué son utilisation. Elle permet une évaluation à distance, essentielle pour les régions éloignées ou en cas de surcharge des unités de soins aigus.

4. Thérapies ciblées et médecine personnalisée :
La compréhension des mécanismes moléculaires et génétiques des maladies a conduit au développement de thérapies plus ciblées. Les traitements peuvent ainsi être adaptés à la génétique du patient, améliorant l'efficacité et réduisant les effets secondaires.

5. Nouveaux médicaments et traitements :
Les avancées pharmacologiques, comme les anticoagulants directs ou les nouveaux antibiotiques, enrichissent l'arsenal thérapeutique des médecins en médecine aiguë.

6. Formation basée sur la simulation :
Les centres de simulation se développent, offrant au personnel médical un environnement pour s'entraîner à gérer des situations d'urgence sans risque pour les patients.

7. Protocoles améliorés pour la septicémie :
Des études récentes ont affiné les protocoles de prise en charge de la septicémie, réduisant ainsi la mortalité associée à cette condition.

8. Approches multidisciplinaires :
La prise en charge intégrée, impliquant différents spécialistes dès le départ, est de plus en plus privilégiée pour offrir une prise en charge globale et optimale.

Les avancements en médecine aiguë témoignent de la capacité du domaine médical à s'adapter et à évoluer face aux nouveaux défis. Ces découvertes et innovations ne font pas seulement progresser la science; elles sauvent des vies, améliorent la qualité de vie des patients et renforcent l'efficacité des équipes médicales. La clé réside dans la formation continue des professionnels de santé pour qu'ils demeurent à la pointe de ces évolutions.

Participer à la recherche clinique en tant qu'infirmier

La recherche clinique est essentielle pour faire progresser la science médicale et améliorer la qualité des soins aux patients. L'infirmier, au cœur de la prise en charge patient, occupe une place de choix dans la mise en œuvre, le suivi et parfois même la conception de ces études. Sa participation active à la recherche clinique apporte une valeur ajoutée indéniable.

1. Le rôle de l'infirmier dans la recherche clinique :
a. Recrutement et consentement des patients :
L'infirmier, grâce à sa proximité avec les patients, joue un rôle clé dans leur recrutement pour des études cliniques. Il est souvent le premier point de contact pour expliquer les objectifs, les bénéfices et les risques potentiels d'une étude, et pour obtenir un consentement éclairé.
b. Collecte de données :
L'infirmier est responsable de la collecte régulière et précise des données cliniques. Cela peut inclure la prise de signes vitaux, la collecte d'échantillons biologiques ou la documentation des effets secondaires.
c. Administration des traitements :
Dans les essais de médicaments, l'infirmier est souvent chargé d'administrer le traitement, qu'il s'agisse d'un nouveau médicament ou d'une nouvelle posologie.
d. Évaluation et suivi :
L'infirmier assure le suivi des patients tout au long de l'étude, évaluant leur réponse au traitement et surveillant d'éventuels effets secondaires.
e. Éducation et communication :
L'infirmier éduque les patients sur les protocoles de l'étude, répond à leurs questions et sert de liaison entre le patient et l'équipe de recherche.

2. Les avantages pour l'infirmier :

a. Développement professionnel :

Participer à la recherche clinique offre une occasion unique de se familiariser avec les dernières avancées médicales et d'acquérir de nouvelles compétences.

b. Contribution à la science :

En participant à la recherche, l'infirmier contribue directement à l'amélioration des soins et à l'avancement de la science médicale.

c. Diversité du rôle :

La recherche clinique peut offrir une variété bienvenue par rapport aux routines habituelles, avec de nouveaux défis et responsabilités.

3. Les défis :

a. Éthique :

L'infirmier doit toujours veiller à ce que les droits et la sécurité des patients soient respectés, en accord avec les principes éthiques de la recherche.

b. Charge de travail :

La recherche peut ajouter une couche supplémentaire de responsabilités, nécessitant une gestion efficace du temps et des priorités.

c. Formation continue :

La recherche clinique est un domaine en constante évolution, nécessitant une mise à jour régulière des connaissances.

L'infirmier, par sa proximité avec le patient, son expertise clinique et son dévouement, est un acteur clé de la recherche clinique. Bien que cela puisse présenter des défis, l'impact positif sur la qualité des soins, l'opportunité de développement professionnel et la contribution à la science en font une expérience enrichissante.

Intégration des nouvelles pratiques dans les soins courants

Au fil des ans, les avancées de la recherche médicale, l'évolution technologique et les retours d'expérience ont abouti à l'émergence de nouvelles pratiques en matière de soins de santé. Ces nouvelles méthodologies, lorsqu'elles sont bien intégrées, peuvent améliorer l'efficacité des traitements, la qualité des soins, et même le bien-être des patients et des professionnels de santé. Mais comment ces nouvelles pratiques sont-elles adoptées et intégrées aux soins courants ?

1. Évaluation des nouvelles pratiques :
a. Validation scientifique :
Avant d'être largement adoptée, toute nouvelle pratique doit être soumise à une évaluation rigoureuse, souvent à travers des études cliniques, pour s'assurer de son efficacité et de sa sécurité.
b. Comparaison avec les pratiques actuelles :
Il est essentiel de comparer la nouvelle approche aux méthodes existantes afin de déterminer si elle apporte une réelle amélioration.

2. Formation et éducation :
a. Formation continue :
Les professionnels de santé, tels que les médecins, les infirmiers et les techniciens, doivent être formés aux nouvelles méthodes. Cela nécessite souvent des ateliers, des séminaires et des sessions de formation pratique.
b. Sensibilisation :
Il est également crucial d'informer les patients et leurs familles, lorsqu'il est pertinent, sur les nouvelles méthodes et ce à quoi ils peuvent s'attendre.

3. Mise en œuvre progressive :

a. Pilotes et programmes test :

Avant une adoption à grande échelle, les nouvelles pratiques peuvent être testées dans un environnement contrôlé, par exemple dans un service ou un hôpital particulier.

b. Retours d'expérience :

Les premières utilisations permettent de recueillir des retours d'expérience qui seront essentiels pour affiner et ajuster la pratique.

4. Adaptation des infrastructures :

a. Équipement et technologie :

Si une nouvelle pratique nécessite l'utilisation de nouvelles technologies ou équipements, il sera crucial de s'assurer que les installations médicales sont équipées en conséquence.

b. Protocoles et lignes directrices :

Les protocoles médicaux standard et les lignes directrices peuvent nécessiter une mise à jour pour intégrer la nouvelle méthode.

5. Évaluation continue :

a. Suivi des résultats :

Même après l'adoption d'une nouvelle pratique, il est essentiel de continuer à surveiller et évaluer ses résultats pour s'assurer qu'elle est toujours bénéfique pour les patients.

b. Adaptabilité :

Les professionnels de santé doivent rester flexibles et prêts à ajuster ou modifier la pratique si nécessaire, en fonction des résultats ou de nouvelles informations.

L'intégration de nouvelles pratiques dans les soins courants est un processus complexe nécessitant une évaluation minutieuse, une formation adéquate et une mise en œuvre soignée. Toutefois, avec un engagement envers l'excellence clinique et le bien-être des patients, ces innovations peuvent mener à des soins de meilleure qualité et à des résultats améliorés pour les patients.

Chapitre 27.
L'ÉVOLUTION PROFESSIONNELLE ET LA FORMATION CONTINUE

Spécialisations en médecine aiguë

La médecine aiguë est un domaine vaste qui englobe la prise en charge des patients présentant des affections soudaines, souvent potentiellement mortelles. Bien que la médecine aiguë en tant que telle soit une spécialité, elle comprend plusieurs sous-spécialités en fonction des besoins spécifiques des patients et des compétences requises pour les traiter. Ces sous-spécialités exigent des formations supplémentaires et une expertise spécifique pour garantir une prise en charge optimale des patients.

1. Urgentologie
L'urgentologie se concentre sur l'évaluation et le traitement immédiats des patients qui se présentent aux urgences. Cela nécessite des compétences en triage, en diagnostic rapide et en traitement d'un large éventail de pathologies.

2. Réanimation médicale
Les médecins intensivistes travaillent en soins intensifs et traitent les patients les plus gravement malades ou blessés. Ils gèrent des cas complexes nécessitant une surveillance et des interventions continues.

3. Cardiologie interventionnelle aiguë
Ce sous-domaine traite des urgences cardiaques, comme l'infarctus du myocarde, en utilisant des techniques interventionnelles pour rétablir la circulation sanguine.

4. Neurologie d'urgence

Les neurologues d'urgence sont spécialisés dans le traitement des urgences telles que les accidents vasculaires cérébraux, les hémorragies et les traumatismes cérébraux.

5. Traumatologie

Les traumatologues traitent les blessures graves résultant d'accidents, de chutes ou de violences. Cela peut inclure des fractures complexes, des blessures internes et des traumatismes multiples.

6. Pédiatrie d'urgence

La pédiatrie d'urgence est axée sur la prise en charge des urgences médicales chez les enfants, des nouveau-nés aux adolescents.

7. Toxicologie d'urgence

Cette spécialité traite des empoisonnements, surdoses et expositions à des substances dangereuses, nécessitant souvent une intervention rapide pour prévenir des dommages ou la mort.

8. Urgences obstétriques et gynécologiques

Spécialisée dans les urgences concernant la grossesse, l'accouchement et les affections gynécologiques.

9. Psychiatrie d'urgence

La prise en charge des crises psychiatriques aiguës, telles que les épisodes psychotiques, les tentatives de suicide ou les urgences liées à la santé mentale.

10. Médecine aiguë gériatrique

Focalisé sur les besoins uniques des patients âgés qui peuvent présenter des symptômes atypiques et avoir des comorbidités multiples.

La médecine aiguë, par sa nature même, exige une rapidité d'action, une prise de décision précise et une expertise spécifique. Les sous-spécialités mentionnées ci-dessus permettent une approche plus ciblée et spécialisée pour traiter les diverses urgences médicales. Avec le développement continu de la médecine et des technologies, il est probable que de nouvelles sous-spécialités émergeront pour répondre aux besoins changeants de la population.

Importance de la formation continue

Dans le monde en constante évolution de la santé et de la médecine, la formation continue occupe une place prépondérante pour garantir la prestation de soins de qualité, sûrs et efficaces. La formation continue n'est pas seulement une exigence réglementaire pour de nombreux professionnels de la santé, mais elle est également fondamentale pour leur développement professionnel et personnel. Voici pourquoi la formation continue est si importante :

1. Mise à jour des connaissances
La recherche médicale évolue à un rythme rapide. De nouvelles études, techniques, protocoles et médicaments apparaissent constamment. La formation continue permet aux professionnels de la santé de rester informés des dernières avancées, garantissant ainsi que les patients bénéficient des traitements les plus récents et les plus efficaces.

2. Amélioration des compétences
Outre l'acquisition de nouvelles connaissances, la formation continue offre la possibilité de perfectionner des compétences existantes et d'en apprendre de nouvelles,

qu'elles soient cliniques, administratives ou interpersonnelles.

3. Renforcement de la sécurité des patients
Les erreurs médicales peuvent avoir des conséquences graves. Une formation régulière sur les meilleures pratiques, les protocoles de sécurité et l'utilisation appropriée des équipements peut réduire le risque d'erreurs et améliorer la sécurité des patients.

4. Répondre aux exigences réglementaires
De nombreux organismes de réglementation exigent que les professionnels de la santé suivent une certaine quantité de formation continue pour maintenir leur licence ou leur certification. Cela garantit un standard minimum de formation et de compétence.

5. Développement professionnel
La formation continue peut ouvrir la porte à de nouvelles spécialités, avancements de carrière ou rôles de leadership. C'est également une occasion de réseautage, permettant d'échanger avec des collègues et d'apprendre des autres.

6. Confiance accrue
En se tenant informé et en améliorant ses compétences, le professionnel de santé gagne en confiance dans sa capacité à fournir des soins de qualité.

7. Répondre aux besoins changeants de la société
La formation continue permet aux professionnels de la santé de s'adapter aux évolutions démographiques, aux nouvelles pathologies ou aux crises sanitaires, comme les pandémies.

8. Promotion de l'interdisciplinarité
Les formations peuvent souvent être multidisciplinaires, offrant l'opportunité d'apprendre comment d'autres

professions abordent les soins, favorisant ainsi une collaboration plus efficace.

9. Renouvellement de la passion et de l'engagement
La formation continue peut raviver la passion pour le métier, offrir une pause par rapport à la routine quotidienne et rappeler aux professionnels pourquoi ils ont choisi leur vocation.

10. Responsabilité éthique
Il est du devoir éthique des professionnels de la santé de fournir les meilleurs soins possibles. La formation continue est un moyen d'honorer cet engagement en veillant à ce que leurs compétences et leurs connaissances soient à jour.

La formation continue est bien plus qu'une simple obligation ou une case à cocher. C'est un engagement envers l'excellence professionnelle, la sécurité des patients et la qualité des soins. Dans un domaine aussi essentiel et dynamique que la santé, la formation continue est le pilier qui soutient la compétence, la confiance et la compassion.

Participer à la recherche et à l'innovation

Le monde de la médecine aiguë, comme bien d'autres secteurs de la santé, est profondément influencé par les avancées de la recherche et de l'innovation. Ces éléments ne se contentent pas de guider les traitements ou les protocoles : ils redéfinissent constamment ce qu'il est possible de réaliser en matière de soins aux patients. La participation active à la recherche et à l'innovation est essentielle pour tout professionnel souhaitant non seulement maintenir, mais aussi améliorer la qualité des soins prodigués. Voici pourquoi et comment y participer :

1. Rester à la pointe du savoir

La recherche médicale évolue constamment. En s'impliquant activement, les professionnels de la santé peuvent rester à jour sur les dernières découvertes, techniques et approches, leur permettant d'apporter des soins fondés sur les preuves les plus récentes.

2. Contribuer à l'avancement de la médecine

Participer à la recherche donne l'opportunité d'être en première ligne des découvertes qui façonneront la médecine de demain. C'est une chance de contribuer directement à l'amélioration des traitements et des interventions, bénéficiant à des générations de patients.

3. Développer une expertise

L'implication dans des projets de recherche ou d'innovation permet de se spécialiser dans des domaines précis, d'acquérir de nouvelles compétences et de devenir une référence dans son domaine.

4. Collaboration interdisciplinaire

La recherche et l'innovation médicales sont souvent le fruit de collaborations interdisciplinaires. Cela donne l'occasion d'échanger avec des experts d'autres domaines, d'apprendre de leurs perspectives et d'apporter une dimension plus riche et plus complète aux projets.

5. Répondre aux besoins non satisfaits

La participation à la recherche permet d'identifier et de répondre à des besoins médicaux non satisfaits, qu'il s'agisse de traitements, de dispositifs, de techniques ou de procédures.

6. Faciliter l'adoption de nouvelles pratiques

Ceux qui sont impliqués dans la recherche et l'innovation sont souvent les premiers à adopter et à promouvoir de nouvelles pratiques, jouant un rôle essentiel dans la formation de leurs collègues et la mise en œuvre de changements bénéfiques.

7. Soutien institutionnel et financements
De nombreuses institutions encouragent la recherche en offrant des financements, des formations ou des ressources. Participer activement peut ouvrir des opportunités de financements pour des projets, des conférences ou des formations.

8. Reconnaissance professionnelle
La contribution à la recherche et à l'innovation est souvent reconnue et valorisée, offrant une visibilité et une reconnaissance au niveau national ou international.

9. Éthique et responsabilité
Il est du devoir des professionnels de la santé de constamment chercher à améliorer la prise en charge des patients. La recherche et l'innovation sont des moyens directs d'accomplir cet impératif éthique.

La recherche et l'innovation en médecine aiguë sont indispensables pour faire avancer la médecine et améliorer la prise en charge des patients. En s'impliquant activement, les professionnels de la santé jouent un rôle direct dans la création du futur de leur domaine, tout en se développant professionnellement et en enrichissant leurs pratiques.

Chapitre 28.
LE FUTUR DE LA MÉDECINE AIGUË

Tendances émergentes et défis futurs

La médecine aiguë, à l'intersection de la technologie, de la recherche et des besoins cliniques, est en perpétuelle évolution. Des tendances émergentes façonnent le paysage actuel et posent de nouveaux défis pour l'avenir. Voici une exploration de certaines de ces tendances et des obstacles qu'elles pourraient représenter.

1. Intelligence Artificielle (IA) et Machine Learning
Avec l'essor de l'IA, des algorithmes avancés peuvent désormais aider au diagnostic, à la prédiction des issues cliniques et à la personnalisation des soins. Si cela présente un potentiel révolutionnaire, cela soulève aussi des questions sur la sécurité des données, l'éthique et la dépendance à la technologie.

2. Télémédecine
La pandémie de COVID-19 a propulsé la télémédecine sur le devant de la scène. Alors que cette pratique offre une flexibilité et une accessibilité accrues, elle pose des défis en matière de confidentialité, d'équipement et de formation adaptée pour le personnel.

3. Résistance aux antibiotiques
L'usage excessif et inapproprié des antibiotiques a entraîné une augmentation des bactéries résistantes, rendant certaines infections plus difficiles à traiter. C'est un défi majeur pour la médecine aiguë qui nécessite une gestion prudente et éducative des prescriptions.

4. Démographie changeante
Avec une population vieillissante dans de nombreuses régions du monde, les hôpitaux et cliniques sont confrontés à une augmentation des maladies chroniques et

des comorbidités. Cela exige une approche multidisciplinaire et une formation spécifique.

5. Personnalisation des soins

La médecine personnalisée, basée sur la génétique et les données biomédicales du patient, est en train de gagner du terrain. Si cela promet des traitements plus ciblés, cela implique également une formation approfondie et un accès équitable aux ressources.

6. Crises sanitaires et pandémies

La capacité à répondre rapidement à des épidémies ou pandémies est essentielle. Les récentes crises ont montré l'importance de la préparation, de la formation et de la flexibilité dans la réponse aux urgences sanitaires.

7. Burnout professionnel

Le stress et la pression en médecine aiguë ont conduit à des taux élevés d'épuisement professionnel. Il est crucial de mettre en place des mesures de soutien, de formation et de bien-être pour le personnel.

8. Innovations en matière d'équipements

De nouveaux dispositifs médicaux, plus portables et connectés, facilitent la surveillance et le traitement des patients. Ces innovations nécessitent toutefois une mise à jour constante des compétences du personnel.

9. Formation continue

Avec l'évolution rapide de la médecine, la nécessité d'une formation continue et d'une spécialisation est plus pressante que jamais pour garantir des soins de qualité.

10. Questions éthiques

Des dilemmes éthiques, tels que le consentement éclairé, la fin de vie ou l'accès aux soins, restent au cœur de la pratique médicale et nécessitent une réflexion constante.

Alors que la médecine aiguë s'adapte et évolue face à ces tendances et défis, elle continue d'être un domaine dynamique qui nécessite une veille constante, une adaptabilité et un engagement envers l'excellence clinique. Les professionnels de la santé, en restant informés et en collaborant à l'échelle mondiale, peuvent surmonter ces défis et offrir des soins de qualité à tous les patients.

Technologie et télémedecine : quel impact?

La technologie, avec son évolution rapide et incessante, a bouleversé presque tous les aspects de notre vie quotidienne. En médecine, et particulièrement dans la télémédecine, ces changements sont profonds et transformatifs. Explorons ensemble l'impact de la technologie et de la télémédecine sur la médecine moderne.

1. Accessibilité accrue aux soins
La télémédecine permet de franchir les barrières géographiques, offrant un accès aux soins aux populations éloignées, isolées ou à mobilité réduite. Cela signifie qu'un patient vivant dans une région reculée peut consulter un spécialiste sans avoir à parcourir de longues distances.

2. Réduction des coûts
La possibilité de consulter à distance peut entraîner une réduction des coûts associés aux déplacements, aux hospitalisations inutiles et à l'utilisation excessive des services d'urgence.

3. Suivi continu
Avec des dispositifs connectés, les médecins peuvent suivre à distance les signes vitaux et l'état de santé des patients, ce qui est particulièrement bénéfique pour ceux souffrant de maladies chroniques.

4. Efficacité et gain de temps
La télémédecine peut réduire les temps d'attente et faciliter la prise de rendez-vous, améliorant ainsi l'efficacité du système de santé.

5. Éducation et autonomisation des patients

Les plateformes de télémédecine offrent souvent des ressources éducatives, permettant aux patients de mieux comprendre leur état de santé et de participer activement à leurs soins.

6. Défis en matière de confidentialité et de sécurité

Avec la numérisation des dossiers médicaux et des consultations en ligne, la protection des données des patients devient primordiale. Les plateformes doivent garantir une sécurité sans faille pour éviter les violations de données.

7. Qualité des soins

Alors que la télémédecine offre de nombreux avantages, la qualité des soins est une préoccupation. La consultation à distance peut-elle vraiment remplacer une interaction en face à face? Cela dépend de la situation, mais c'est un débat en cours.

8. Formation et réglementation

L'introduction de la technologie dans la médecine exige que les professionnels de la santé soient formés aux nouveaux outils et plateformes. De plus, la réglementation doit évoluer pour s'adapter à cette nouvelle forme de pratique médicale.

9. Évolution des modèles de soins

Avec la télémédecine, le modèle traditionnel du patient venant à l'hôpital ou à la clinique évolue. Nous nous dirigeons vers un modèle où les soins viennent au patient, où qu'il soit.

10. Barrières technologiques

Tout le monde n'a pas accès à la technologie nécessaire pour la télémédecine ou n'est pas à l'aise avec son utilisation. Il est crucial de garantir que ces innovations bénéficient à tous, et non seulement à une élite technologique.

La technologie et la télémédecine redéfinissent la médecine telle que nous la connaissons. Si elles offrent des opportunités inégalées d'améliorer les soins et l'efficacité, elles présentent également des défis qui doivent être abordés avec prudence et prévoyance. L'avenir de la médecine sera sans aucun doute façonné par ces innovations, et il est essentiel de veiller à ce qu'elles soient utilisées de manière éthique et équitable.

L'évolution du rôle de l'infirmier dans un monde en mutation

Dans le vaste monde de la santé, l'infirmier est ce pilier qui, souvent dans l'ombre, garantit la continuité des soins et la sécurité des patients. Avec l'essor technologique, les bouleversements socioculturels et les crises sanitaires successives, le rôle de l'infirmier ne cesse d'évoluer. Plongeons dans cette transformation à la fois profonde et nécessaire.

1. L'infirmier, au-delà du soin technique
Si autrefois l'infirmier était perçu essentiellement comme l'exécutant des prescriptions médicales, aujourd'hui, il est reconnu comme un véritable clinicien. Il évalue, planifie, met en œuvre des interventions et évalue leur efficacité. Ce rôle élargi découle en partie de la reconnaissance des compétences cliniques et de la nécessité d'une approche holistique des soins.

2. Expertise spécialisée
Face aux avancées médicales et aux besoins croissants des populations, de nombreuses spécialisations infirmières ont vu le jour : infirmier anesthésiste, infirmier en néonatologie, en oncologie, en cardiologie, etc. Ces spécialités requièrent des formations supplémentaires et permettent d'offrir des soins de haute précision.

3. L'infirmier praticien
Certains pays ont introduit le rôle de l'infirmier praticien, qui possède une formation avancée et peut prescrire des

médicaments, établir des diagnostics ou initier des traitements. Ceci contribue à alléger la charge sur les médecins et à améliorer l'accès aux soins.

4. Technologie et soins infirmiers

La digitalisation impacte aussi la profession infirmière. Des dossiers médicaux électroniques aux outils de télésurveillance, l'infirmier doit s'adapter à ces nouvelles méthodes, tout en veillant à maintenir l'humanité au cœur de sa pratique.

5. Promotion de la santé et prévention

L'infirmier d'aujourd'hui joue un rôle crucial dans la prévention des maladies et la promotion d'habitudes de vie saines. Ce rôle éducatif est essentiel face aux enjeux de santé publique actuels.

6. Acteur de changement

De plus en plus, les infirmiers s'impliquent dans des initiatives d'amélioration de la qualité, contribuant à façonner l'avenir des systèmes de santé à travers la recherche, l'éducation et le plaidoyer.

7. Défis sociétaux et crises sanitaires

Les situations d'urgence, comme la pandémie de COVID-19, ont mis en évidence la flexibilité, la résilience et l'importance cruciale des infirmiers. Face à l'inconnu, ils ont été en première ligne, adaptant leurs pratiques, gérant les risques et soutenant les patients dans des moments extrêmement difficiles.

8. Enjeux éthiques

Avec la complexité croissante des soins et les dilemmes moraux associés à la fin de vie, à l'innovation médicale ou à l'équité en santé, les infirmiers sont souvent confrontés à des situations nécessitant une profonde réflexion éthique.

L'évolution du rôle de l'infirmier reflète la dynamique changeante de notre société et les besoins sans cesse croissants des systèmes de santé. Ces professionnels, avec leur dévouement et leur expertise, continueront d'être des acteurs clés, s'adaptant et innovant pour répondre aux

215

défis de demain. Alors que le monde change, le cœur de la profession infirmière - l'engagement envers le bien-être et la dignité du patient - reste constant.

Chapitre 29.
RESSOURCES ET OUTILS POUR L'INFIRMIER EN MÉDECINE AIGUË

Livres, journaux, et publications clés

En médecine aiguë et dans le domaine infirmier, il existe une multitude de ressources précieuses pour les professionnels qui souhaitent approfondir leurs connaissances, se tenir au courant des dernières avancées et des meilleures pratiques. Voici une liste non exhaustive de livres, journaux et publications clés qui sont particulièrement pertinents pour ces domaines :

Livres :

"Emergency Nursing: Principles and Practice" par Gary Jones et Ruth Endacott - Un guide complet pour les infirmiers travaillant dans les services d'urgence.

"Critical Care Nursing: Diagnosis and Management" par Linda D. Urden, Kathleen M. Stacy, et Mary E. Lough - Une référence incontournable pour les soins intensifs.

"Pediatric Emergency Medicine" par Gary R. Strange et Robert W. Schafermeyer - Pour ceux qui travaillent avec des enfants dans un contexte d'urgence.

"Advanced Practice Nursing in the Care of Older Adults" par Laurie Kennedy-Malone, Kathleen Ryan Fletcher, et Lori Martin-Plank - Concentré sur la gérontologie et les soins aux personnes âgées.

Journaux :

Journal of Emergency Nursing (JEN) : Publication officielle de l'Emergency Nurses Association (ENA), elle couvre les sujets pertinents pour les infirmiers d'urgence.

Critical Care Nurse (CCN) : Un journal dédié aux infirmiers des soins intensifs, offrant des articles de recherche, des études de cas et des revues de la littérature.

American Journal of Critical Care (AJCC) : Publie des recherches, des commentaires et des articles pratiques pour les professionnels des soins intensifs.

Pediatric Emergency Care : Concentré sur les urgences pédiatriques, c'est une ressource essentielle pour ceux qui travaillent avec des patients plus jeunes.

Publications clés :

"Guidelines for the Management of Acute Care Patients" : Une publication souvent mise à jour par diverses associations professionnelles, fournissant des directives basées sur des preuves pour la prise en charge des patients en situation aiguë.

"Standards of Critical Care Nursing Practice" : Établit les normes pour les infirmiers pratiquant dans les unités de soins intensifs.

"Emergency Triage: Manchester Triage Group" : Un manuel essentiel pour le triage dans les services d'urgence, largement adopté à l'échelle internationale.

Il est important de noter que la pertinence de ces ressources peut varier en fonction de la région, du pays et des protocoles locaux. De plus, avec l'évolution rapide de la médecine et des pratiques de soins, il est crucial pour les professionnels de la santé de consulter régulièrement des sources mises à jour et de participer à la formation continue.

Voici une liste non exhaustive des ressources pertinentes pour les professionnels francophones :

Livres :

"Urgences pour l'infirmier" par S. David - Un guide pratique et complet pour l'infirmier confronté aux situations d'urgence.

"Pratique infirmière en soins intensifs" par C. Dupont et C. Aubert - Ce livre offre une approche globale des soins en unité de réanimation et de soins intensifs.

"Urgences pédiatriques" par V. Gajdos et B. Chevallier - Une référence pour la prise en charge des urgences chez l'enfant.

"Soins palliatifs : guide pratique pour les professionnels de la santé" par B. Rioualen et P. Grandet - Une ressource essentielle sur l'accompagnement en fin de vie.

Journaux :

"Revue de l'Infirmière" : Un journal qui traite de l'actualité professionnelle, des innovations en matière de soins et des enjeux de la profession.

"Soins; la revue de référence infirmière" : Couvre une variété de sujets pertinents pour les infirmiers, avec un accent particulier sur la pratique clinique.

"Annales Françaises de Médecine d'Urgence" : Une publication centrée sur la médecine d'urgence en France, comprenant des articles de recherche, des revues et des études de cas.

"Réanimation" : Journal dédié aux soins intensifs et à la réanimation.

Publications clés :

"Recommandations pour la pratique clinique (RPC)" : Publiées par diverses sociétés savantes, ces recommandations fournissent des directives basées sur les preuves pour diverses situations cliniques.

"Protocoles en anesthésie et analgésie obstétricales" : Une publication clé pour ceux qui travaillent dans le domaine de l'anesthésie, en particulier en obstétrique.

"Guide de triage aux urgences" : Basé sur le Système canadien de triage et de gravité pour les urgences (CTAS), ce guide est largement utilisé dans les services d'urgence francophones.

Il est essentiel pour les professionnels de la santé francophones de se tenir à jour avec les dernières avancées dans leur domaine. Cela implique la consultation régulière de publications pertinentes, la participation à des formations et des conférences, ainsi que l'engagement dans des réseaux professionnels.

Associations professionnelles et réseautage

Le réseautage et l'adhésion à des associations professionnelles sont essentiels pour les infirmiers et autres professionnels de la santé. Ils offrent des opportunités pour le développement professionnel, l'échange de connaissances, la formation continue, et le soutien professionnel et émotionnel. Pour les professionnels francophones, il existe de nombreuses associations pertinentes :

1. Associations professionnelles générales :
   - **Ordre National des Infirmiers (ONI)** : C'est l'organisation qui regroupe les infirmiers en France. Elle vise à représenter la profession, défendre ses intérêts et offrir des ressources aux professionnels.
   - **Fédération Interprofessionnelle de la Santé du Québec (FIQ)** : Cette organisation québécoise représente principalement les infirmières et infirmières auxiliaires.
2. Associations professionnelles spécialisées :
   - **Société Française de Médecine d'Urgence (SFMU)** : Elle regroupe des professionnels travaillant dans le domaine des urgences médicales et favorise la recherche, l'éducation et la formation dans ce secteur.
   - Association Française de Pédiatrie Ambulatoire (AFPA) : Pour ceux spécialisés dans la pédiatrie.
   - **Société de Réanimation de Langue Française (SRLF)** : Elle concerne les professionnels travaillant dans les services de réanimation.
3. Groupes de réseautage :
   - **Les Journées Internationales de la Qualité Hospitalière et en Santé (JIQHS)** : Il s'agit d'un rendez-vous annuel pour les professionnels de la

santé souhaitant échanger sur la qualité des soins et la sécurité des patients.

- **Congrès des Infirmiers et Infirmières** : Divers congrès organisés régulièrement offrent une occasion de formation et de réseautage.

4. Plateformes en ligne :

- **Infirmiers.com** : C'est un portail d'informations et un forum pour les infirmiers francophones.
- **Réseaux sociaux professionnels** comme LinkedIn permettent également de se connecter avec des collègues, participer à des groupes spécialisés, et rester informé des dernières actualités et opportunités dans le domaine.

Il est recommandé aux infirmiers et autres professionnels de santé de rejoindre une ou plusieurs de ces associations et de participer activement à leurs activités. Cela peut non seulement enrichir leur carrière professionnelle, mais aussi leur offrir un soutien précieux, notamment dans des domaines aussi exigeants que la médecine aiguë.

Cours, formations, et certifications complémentaires

Dans le domaine de la médecine aiguë, il est impératif que les infirmiers et autres professionnels de la santé poursuivent leur éducation et leur formation tout au long de leur carrière. Cela garantit non seulement une mise à jour constante de leurs compétences, mais répond aussi aux exigences changeantes des technologies, des techniques et des directives cliniques. Voici quelques-uns des cours, formations, et certifications complémentaires pertinents pour les infirmiers dans ce domaine :

1. Formations d'urgence :
   Advanced Life Support (ALS) : Formation avancée en réanimation cardio-respiratoire.
   Pediatric Advanced Life Support (PALS) : Focalisé sur les urgences pédiatriques.
   Trauma Nursing Core Course (TNCC) : Spécifique aux soins infirmiers pour les patients traumatisés.
2. Spécialités médicales :
   Certification en soins intensifs : Pour ceux qui travaillent ou souhaitent travailler en réanimation.
   Certification en cardiologie : Spécifique aux soins cardiaques aigus.
3. Gestion des patients spécifiques :
   Formation en santé mentale d'urgence : Pour la prise en charge des crises psychiatriques en milieu d'urgence.
   Formation en gériatrie : Spécifique à la prise en charge des patients âgés en situation d'urgence.
4. Formations complémentaires :
   Certification en gestion des situations de crise : Essentielle pour gérer des situations comme la violence ou l'agressivité en milieu hospitalier.

Formation en communication médicale : Pour améliorer la communication avec les patients, leurs familles, et l'équipe soignante.

5. Technologie et équipement :

Certification en échographie d'urgence : Utilisation de l'échographie pour le diagnostic rapide en situation d'urgence.

Formation en télémédecine : Pour l'utilisation des technologies de communication à distance dans la prise en charge des patients.

6. Gestion et leadership :

Formation en gestion d'équipe : Pour les infirmiers chef ou ceux qui aspirent à des rôles de leadership.

Cours en éthique médicale : Pour naviguer dans les situations éthiques complexes en médecine aiguë.

7. Formations en recherche :

Cours en méthodologie de la recherche : Pour les infirmiers intéressés par la recherche clinique ou académique.

Il est à noter que la disponibilité et la pertinence de ces cours et certifications peuvent varier selon les régions et les pays. En outre, la participation à des congrès, des ateliers et des séminaires est également un excellent moyen de se tenir informé des dernières tendances et avancées dans le domaine.

Retrouvez chacun de mes livres publiés sur Amazon sur le lien suivant :

https://www.amazon.fr/dp/B0CP8T3K57

Pour un prix unitaire beaucoup plus intéressant, vous pouvez également acheter l'intégralité de mes livres en format e-books (pdf) sur le site internet suivant :

http://espaceformation-ide.com

Avec toute ma considération...

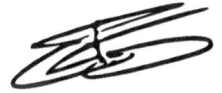

www.ingramcontent.com/pod-product-compliance
Lightning Source LLC
Chambersburg PA
CBHW072148290526
45794CB00004B/1454